AF455043

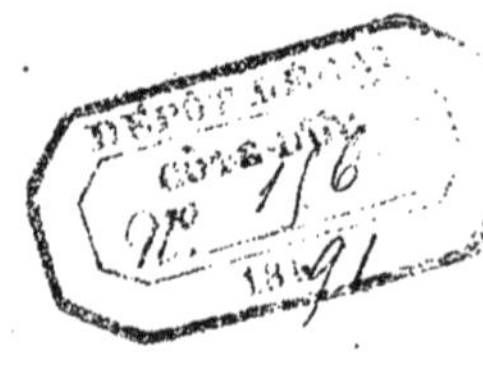

ÉTUDE

SUR

L'Obstétrique

EN OCCIDENT

PENDANT LE MOYEN AGE ET LA RENAISSANCE

PAR

LE DOCTEUR CL. AUDUREAU

de la Faculté de Paris

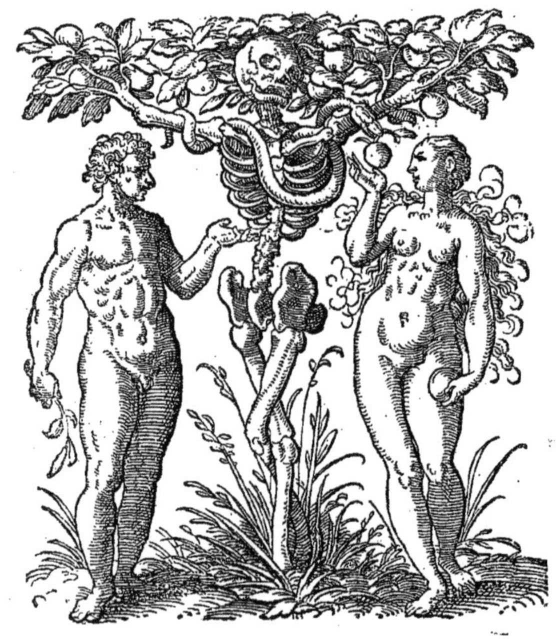

DIJON

IMPRIMERIE DARANTIERE

65, RUE CHABOT-CHARNY, 65

1892

ÉTUDE

SUR

l'Obstétrique en Occident

PENDANT

LE MOYEN AGE ET LA RENAISSANCE

I

ÉTUDE

SUR

L'Obstétrique

EN OCCIDENT

PENDANT LE MOYEN AGE ET LA RENAISSANCE

PAR

LE DOCTEUR CL. AUDUREAU

de la Faculté de Paris

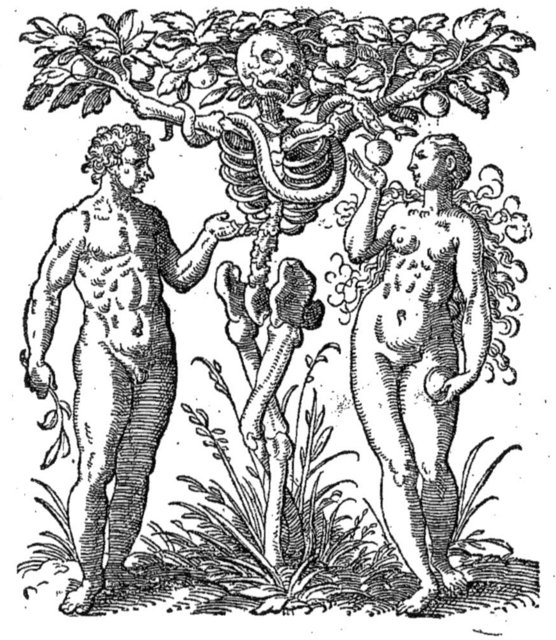

DIJON

IMPRIMERIE DARANTIERE

65, RUE CHABOT-CHARNY, 65

1892

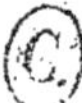

A LA MÉMOIRE VÉNÉRÉE DE MA MÈRE

A MON PÈRE

A MES PARENTS — A MES AMIS

A MON PRÉSIDENT DE THÈSE

A MONSIEUR LE PROFESSEUR LABOULBÈNE

Membre de l'Académie de Médecine,
Médecin des Hôpitaux,
Officier de la Légion d'honneur

A MES MAITRES

DANS LES HOPITAUX DE LILLE ET DE PARIS

A M. LE PROFESSEUR PINARD

Chevalier de la Légion d'honneur

A MONSIEUR LE DOCTEUR HAHN

Bibliothécaire en chef de la Faculté de Médecine de Paris

HOMMAGE RECONNAISSANT

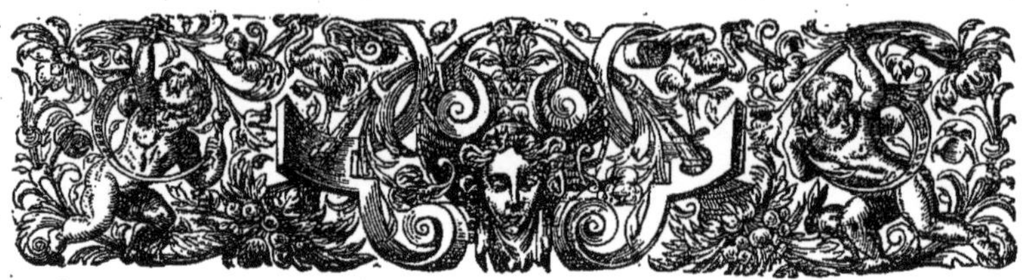

PRÉFACE

Ce travail nous a été inspiré par les longues recherches que nous avions entreprises de concert avec M. de Tornery pour un ouvrage qu'il prépare, et où il étudie les principaux accoucheurs français. Nous avions tourné nos investigations personnelles principalement sur l'obstétrique en Occident pendant le moyen âge, mais nous avions analysé avec le plus grand soin Rhodion, Ruef et Ambroise Paré. Notre ami nous conseilla fort de prendre comme sujet de notre thèse inaugurale les résultats de nos communes recherches, d'autant plus qu'il était forcé lui-même de passer très brièvement sur bien des points qui auraient mérité une plus longue attention. Les encouragements de notre excellent maître, M. Laboulbène, vainquirent nos dernières hésitations en présence d'une tâche dont nous étions loin de nous dissimuler les difficultés. Siébold, il est vrai, l'illustre historien de l'obstétrique, est un bon guide dans ce dédale, mais les limites qu'il avait dû s'imposer ne lui ont pas toujours permis d'étudier complètement des auteurs, à tout prendre et même en considérant l'époque où ils ont vécu, d'un mérite secondaire. Aussi ne se fait-on qu'une idée assez confuse de l'état de l'obstétrique durant le moyen âge. La platitude de beaucoup de ses écrivains, leur manque d'originalité, la difficulté de trouver, sauf dans les bibliothèques universitaires, la plupart des ouvrages qu'ils ont composés, tout cela a rebuté les chercheurs. Qu'espérer d'une Trotula, d'un Constantin l'Africain, d'un Roger de Parme ! Et cependant ces auteurs doivent être consultés, car ils ont joui à leur époque d'une grande influence, et leur lecture en dit plus sur l'abaissement de l'obstétrique que les plus longues considérations historiques ; quelques-uns du reste ont su de temps à autre se souvenir des grands accoucheurs de l'antiquité.

A partir de Rœsslin notre tâche est devenue plus facile, et elle a été même tout à fait agréable quand nous sommes arrivé à Rueff, et surtout à Ambroise Paré, qui a rendu à l'obstétrique des services si éclatants, en remettant en honneur la version podalique bien oubliée par la plupart des praticiens.

Nous remercions tout particulièrement notre excellent maître, M. Laboulbène, qui nous a éclairé bien des points douteux et nous a fait part, en un mot, des trésors d'érudition que lui a permis d'amasser une longue vie de labeur, M. Pinard, si expert sur le passé de l'obstétrique et qui, non content de la faire progresser et d'entretenir son lustre dans notre glorieuse faculté de Paris, sait aussi se souvenir de ses prédécesseurs anciens.

Nous adressons aussi tout spécialement le témoignage de notre gratitude à notre ami M. de Tornery, qui a bien voulu nous récompenser de l'appui que nous lui avions prêté en dirigeant notre travail et en nous mettant au point, pour employer l'expression consacrée ; M. Corlieu, le savant historien de l'ancienne faculté de médecine, dont la bienveillance est inépuisable ainsi que l'érudition ; M. Petit, M. Thomas et M. Gouault, qui se sont mis fort gracieusement à notre disposition lorsque nous les avons consultés au point de vue bibliographique. C'est pour ce motif et d'autres encore que nous avons à adresser des remerciements chaleureux à M. Hahn, le très distingué bibliothécaire en chef de la faculté de médecine de Paris.

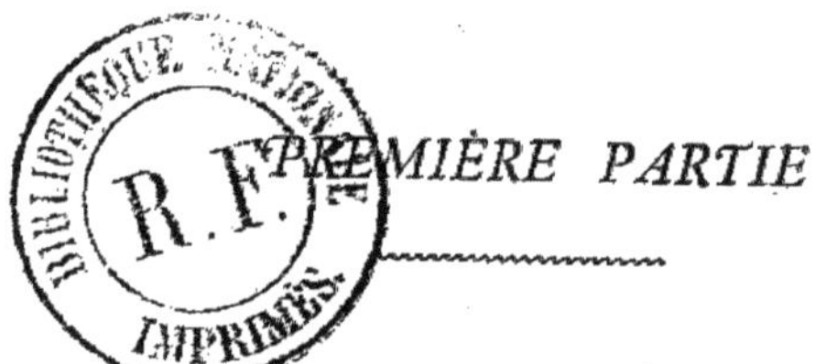

PREMIÈRE PARTIE

L'OBSTÉTRIQUE

PENDANT

LE MOYEN AGE

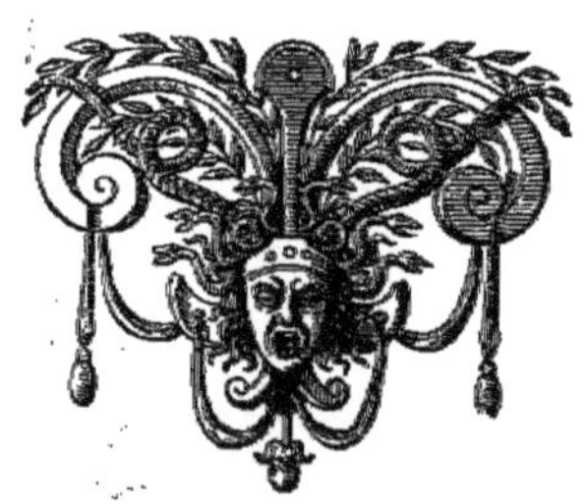

CHAPITRE PREMIER

L'OBSTÉTRIQUE EN OCCIDENT DEPUIS LA CHUTE DE L'EMPIRE ROMAIN JUSQU'A L'ÉCOLE DE SALERNE

Nous ne savons rien de certain sur toute cette longue période et il faudra nous contenter ici de conjectures plus ou moins vraisemblables. En effet nous ne possédons aucun ouvrage, datant de cette époque où il soit parlé de l'obstétrique. Cette absence totale de documents s'explique par plusieurs raisons : tout d'abord par l'invasion des barbares, qui porta un coup si fatal à la civilisation grécoromaine. Peu à peu l'humanité, du moins en Occident, tomba dans les ténèbres de la barbarie. Les malheurs des temps étaient si effroyables qu'ils ne permettaient guère aux esprits bien doués l'étude tranquille des sciences. D'ailleurs l'activité intellectuelle était tournée ailleurs, vers la politique ou vers la religion. La médecine eut énormément à souffrir d'un état de chose aussi fâcheux, d'autant plus qu'elle ne s'était jamais bien acclimatée à Rome où elle était presque entièrement dans les mains des Grecs. Certes, il existait une littérature médicale latine, mais, comme le fait remarquer justement M. Thomas, le distingué bibliothécaire adjoint de la faculté de médecine, c'était une littérature de vulgarisation. Il y avait, il est vrai, dans la plupart des cités importantes de l'Occident au moment de l'invasion des barbares, des archiatres urbains dont quelques-uns recevaient des gages pour enseigner la médecine ; il est probable que leur existence s'est prolongée assez longtemps, du moins en Espagne, en Italie et dans le midi de la France. Mais quel était le savoir de ces archiatres scolaires ? bien mince sans doute ! si nous en jugeons par les débris d'encyclopédies médicales que nous ont conservés quelques chercheurs infatigables, notamment Daremberg. C'étaient des compilations sans beaucoup d'ordre et de critique, provenant des sources souvent les plus opposées, par exemple de Galien et de Soranus. Quoique les méthodistes aient pendant longtemps conservé une grande influence, ainsi que le témoignent les écrits de Gariopontus, les écrits de Soranus sur l'obstétrique ne sont probablement point parvenus à ces infimes médicastres ; du moins leur influence paraît avoir été nulle. Et d'ailleurs pourquoi ces médecins payés par les villes pour enseigner leur art auraient-ils appris à leurs disciples les accouchements ? Ceux-ci étaient entièrement dans les mains des sages-femmes. Il n'y avait donc pas intérêt personnel à étudier autre chose que la dystocie, et comme la pratique faisait défaut, ils se contentèrent de ce qu'avaient écrit là-dessus les anciens.

Or, les sages-femmes que des praticiens exercés n'étaient pas encore chargés d'instruire montrèrent la nullité la plus lamentable. Ignorantes, prétentieuses, bornées, elles ne firent faire aucun progrès à l'obstétrique qui déclina de plus en plus. Trop malhabiles et trop timides pour recourir à l'intervention manuelle, elles remplacèrent des moyens certains par des susperstitions ridicules ou par des remèdes dont l'inefficacité n'était que trop notoire. Elles ont démontré ainsi une fois de plus que la pratique n'est rien si elle n'est point utilisée par un esprit éclairé et observateur.

Quant aux foyers médicaux qui paraît-il existaient dans certains couvents, il faut beaucoup en rabattre. M. Thomas, qui a fait de curieuses recherches sur l'école médicale de Chartres, nous a raconté l'histoire du moine Richer, humaniste distingué, auquel Gerbert avait confié la rédaction des *Annales des Gaules*. Il aimait la médecine et

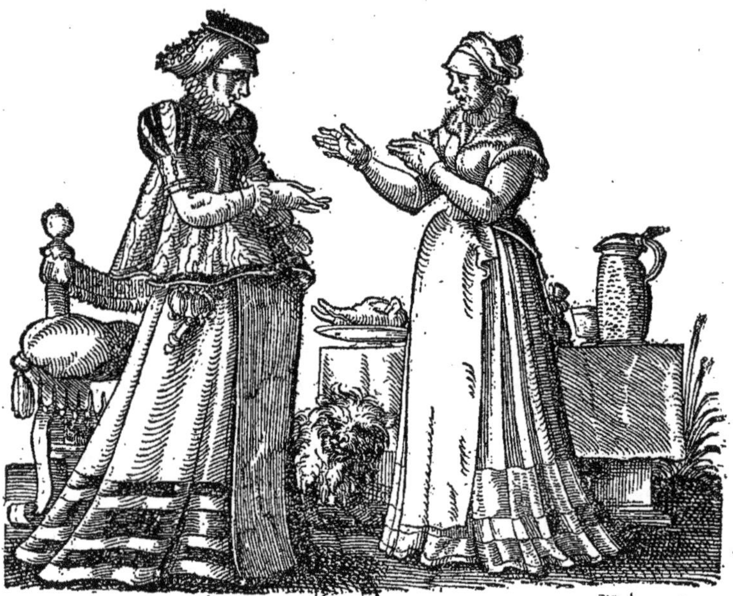

Dame de qualité venant visiter une sage-femme.

ne pouvant trouver dans le monastère de Reims, très riche pourtant en manuscrits, de quoi satisfaire sa passion, il dut aller à Chartres, étudier avec un clerc qui n'était pas prêtre régulier. D'ailleurs, en admettant même que certains moines étaient de savants médecins, auraient-ils pu s'occuper de l'obstétrique, étant donnés les préjugés de l'époque et l'esprit monastique? Ce que nous venons de dire est vrai pour la majorité des praticiens de cette partie du moyen âge. Cependant il paraît qu'un certain nombre d'entre eux allaient se perfectionner dans le bas empire qui était resté plus fidèle à la vieille civilisation gréco-romaine. Enfin M. Thomas a eu l'amabilité de nous signaler l'histoire du diacre Paul, prêtre du diocèse de Merida en Espagne, vers le VIIe siècle, et qui, dans un cas urgent, poussé par la famille, se décida à fendre le ventre d'une femme qui ne pouvait accoucher, en retira un enfant vivant et parvint à sauver la mère. C'est le premier cas d'opération césarienne qui ait été pratiqué sur le vivant. Mais ces exceptions, quelque brillantes qu'elles soient, à cause de leur rareté et du manque de publicité dont elles ont eu à souffrir, ne peuvent nous empêcher de soutenir que l'obstétrique est allée en déclinant dans les contrées occidentales jusqu'à Constantin l'Africain.

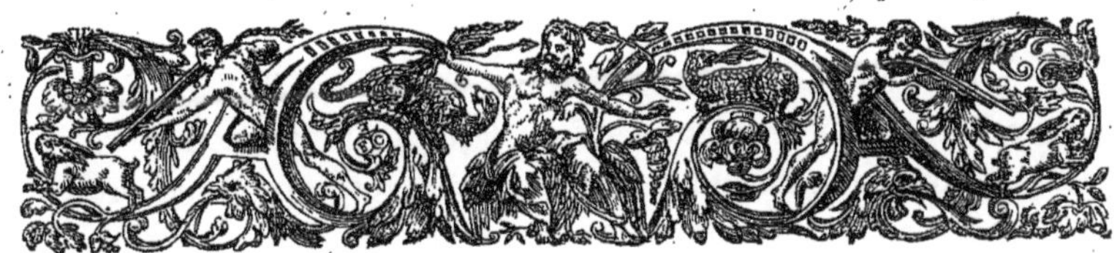

CHAPITRE II

ÉCOLE DE SALERNE. — CONSTANTIN L'AFRICAIN. — TROTULA. — POEME MÉDICAL SUR LES MALADIES DES FEMMES. — DYSTOCIE DANS L'OUVRAGE DE ŒGRITUDINUM CURATIONE. — CONSIDÉRATIONS GÉNÉRALES SUR L'ART DES ACCOUCHEMENTS A L'ÉCOLE DE SALERNE.

L'école de Salerne marque un point d'arrêt dans cette décadence. Il n'y a point certes encore à proprement parler de progrès mais les anciens commencent à être en honneur. Ils ne sont guère connus du reste que par l'intermédiaire des Arabes; cependant, auprès de la nullité de l'époque précédente, il semble qu'il y ait amélioration notable. Les premiers écrits de l'école de Salerne n'étant point parvenus jusqu'à nous, nous n'avons pas pu remonter plus haut que Constantin l'Africain. Nous donnons ensuite l'analyse des passages de Trotula qui se rapportent aux accouchements, ainsi que le poème médical et le fragment de *De œgritudinum curatione* qui paraissent évidemment s'en inspirer et nous terminerons par des remarques générales sur l'art des accouchements tel qu'il était compris par les Salernitains.

CONSTANTIN L'AFRICAIN

Dans sa volumineuse compilation sur le diagnostic et le traitement des maladies, Constantin l'Africain n'a consacré qu'un maigre paragraphe à l'obstétrique. Les chapitres XV et XVI du VIe livre, fort courts et ne traitant le sujet que d'une façon tout à fait sommaire, sont consacrés uniquement à la dystocie et à la rétention du délivre. Les moyens recommandés pour tirer la femme d'embarras sont purement médicaux et tirés entièrement des anciens ; l'auteur ne parle même pas de l'intervention manuelle.

DE DIFFICULTATE PARIENDI (LIB. VI § XVI DE MORB. COG. ET CURAT. DE CONSTANTIN L'AFRICAIN

« Cum mulier tempus naturale parturiendi expleverit, movetur fœtus motu fortiori, unde et vulvam necesse est dilatari et virtute sua expulsiva fœtum de secundina emitti. Sed tamen aliquando graviter pariunt neque etiam parere possunt. Quod multis fit ex causis. Vel ex calore subito et extraneo mulieres lædente vel ex angustiis viarum vulvæ, vel ex nimia mulierum pinguedine, vel si fœtus mortuus sit, neque se ad exeundum adjuverit, movendo. Aliquando si concipiat aliqua quæ adhuc sit parvula et si in hyeme fuerit. Aeris enim frigiditas vulvæ constringet vias. Si in æstate contigerit, calor aeris virtutem dissolvit quæ fœtum adjuvare solet egredi. Oportet ergo si viderimus mulierem in partu laborantem, præcipiamus eam balneari in aqua ubi fœnu græcum, malvam, semen lini, hordeum, munda cocta sint. Ungamus coxas et ventris inferiora, humidis et dissolutionis epithimatibus. Fricemus latera et fæmora cum oleis dissolutivis. Demus oxysaccharum ad bibendum et capillos veneris, mentam vel absinthum, de quibus pulvere facto detur drachma cum vino, sternutationes faciamus cum thure.

Ambulet per loca declivia suaviter.

DE SECUNDINÆ EXITU (CONSTANTIN L'AFRICAIN DE MORB. COG. ET CURAT. LIB. VI, CAPUT XVII).

Postquam jam peperit si secundina remansit, in ea expellenda oportet festinari cum sternutatione, tenendo os et nares. Cinerem aquæ infusum et post colatum cum drachm. pulveratæ seminis malvæ demus ad bibendum et post vomere faciamus. Similiter crocum pulveratum demus cum aqua calida et vomere cogatur. Item valent ad emittendam secundinam et sanguinem a partu remanente fumigationes vulvæ cum oculis falsorum piscium vel ungulis equorum vel stercore catino, vel canino, sive cum cicuta vel sinapi. Si sanguis post partum non exierit medicemur eum medicina provocante menstrua.

TROTULA

L'ouvrage qui porte le titre de *Liber curandarum ægritudinum muliebrium ante in et post partum* est un témoignage irrécusable de l'état d'abjection où était tombée l'obstétrique. Il est loin du reste d'être consacré tout entier aux accouchements ; les chapitres qui ont trait à la grossesse, au travail et aux suites de couche n'occupent même qu'une place assez restreinte. Cela a déjà lieu d'étonner de la part d'une sage-femme, mais ce qui semble plus étrange c'est que l'on n'y découvre pas la moindre originalité ; ce n'est qu'une simple compilation des anciens, des Arabes et de Constantin l'Africain. Aussi Godefroy Gruner a essayé de prouver que Trotula n'en était pas le véritable auteur, et que celui-ci devait être très probablement un médecin de l'école de Salerne appartenant à l'état ecclésiastique. Siébold est assez partisan de cette hypothèse qui nous paraît acceptable. Ce n'est pas que Trotula n'ait jamais existé. Les recherches de Henri Bacci, *descriptio regni Napolitani* et de Renzi (école salernitaine), ont démontré irréfutablement qu'il y avait eu autrefois dans cette ville une femme médecin de ce nom appartenant à la famille illustre des Ruggieri ; mais rien ne prouve qu'il faille lui attribuer l'ouvrage que nous allons analyser.

L'auteur commence par dire que les maux nombreux et déplorables qui frappent le sexe féminin ainsi que les exhortations d'une dame l'ont engagé à écrire cet ouvrage. Voici les titres des chapitres qui ont trait directement à l'obstétrique.

De formatione seminis concepti
De situ fœtus in utero matris
De signis impregnationis
De regimine pregnantium
De regimine parturientium
De difficultate partus
De regimine infantis
De electione nutricis

Les passages auxquels nous faisons allusion montrent une absence totale de sens critique et bien peu d'expérience personnelle. Non seulement l'auteur, quel qu'il soit, est un copiste, mais encore il n'a pas su s'inspirer des meilleures sources et il est tombé dans toutes les erreurs de son temps.

Comme dans Constantin l'Africain, les moyens médicaux occupent la place *prépondérante*. D'ailleurs les matières contenues dans ces chapitres ne correspondent pas toujours exactement à leur titre; ainsi celui *de signis impregnationis* est consacré uniquement à résoudre la question du sexe de l'enfant. Et comment y arrive-t-on ? En jetant dans un peu d'eau un peu de sang ou de lait du côté droit de la femme. Si ces gouttes tombent au fond du vase, c'est un garçon; si elles surnagent, c'est une fille.

Dans le chapitre consacré au régime de la femme enceinte, on y dit sérieusement qu'il faut éviter devant elle de prononcer le nom d'une chose qu'elle ne peut avoir, car si on la lui refusait, cela pourrait déterminer l'avortement. C'est pousser un peu loin la croyance aux envies. Pendant l'accouchement l'auteur recommande l'usage des fumigations utérines, des sternutatoires, de la thériaque, de la décoction d'absinthe. Il croit à l'efficacité de la pierre d'aimant tenue de la main droite, d'un collier de corail mis autour du cou, des excréments d'oiseau pris en boisson. Nous ne croyons pas devoir insister sur les nombreux médicaments que l'auteur propose dans les cas de dystocie. Rappelons seulement qu'il conseille la version céphalique par manœuvres internes, chaque fois que l'enfant se présente mal (1).

Au besoin, si l'accouchement ne se fait pas, on mettra la femme dans un drap de lit dont les coins seront tenus par quatre hommes vigoureux qui se mettront à faire sauter la malheureuse jusqu'à ce que le travail s'achève.

Dans le cas de rétention de délivre, il faut recourir aux fumiga-

(1) Voir plus loin, les considérations générales.

tions avec les sabots de chevaux, avec des excréments de chat ou des herbes qu'on calcine.

DE FORMATIONE SEMINIS CONCEPTI, CAPUT XII

Primo mense fit purgatio sanguinis. Secundo fit expressio sanguinis et corporis. Tertio ungulas et capillos producit. Quarto motum et ideo nauseant mulieres. Quinto accipit fœtus similitudinem patris vel matris. Sexto nervorum constructionem. Septimo ossa et nervos confirmat. Octavo movet natura et infans rerum beneficio repletur. Nono a tenebris procedit in lucem.

DE SITU FŒTUS IN UTERO MATRIS, CAPUT XIII

Refert Galenus quod ita ligatur fœtus in matrice, sicut fructus in arbore : qui cum procedit a flore, tenerrimus est, et ex qualibet occasione corruit : sed cum adultus fuerit, et aliquantulum maturior, et firmatus adhœserit arbori, non de levi occasione corruet. Cum autem totaliter maturior fuerit per se, et non alia occasione decidet. Sic cum primo educitur infans ex semine concepto, tenera et non firma sunt ejus ligamenta quibus alligatur matrici, et ideo de levi emittitur per arborsum. Unde mulier propter tussim, diarrhoiam, vel dyssenteriam, vel motum nimium, vel iram, vel minutionem sanguinis potest fœtum amittere. Cum vero infusa est anima in puero, paulo firmius adhæret, neque cito labitur. Sed cum puer maturaverit, naturæ officio cito educitur. Unde Hippoc. dicit, quod si mulier indigeat purgatione, vel minutione, hæc non faciat ante quartum mensem, sed in quinto, vel sexto potest purgari, vel minui, si necesse fuerit : sed tamen moderate cum cholagogo, vel aposimate, cum cautela prout virtus patientis poterit parti : ultra vero et ante hoc tempus, periculosa erit evacuatio. Maturato tandem tempore partus puer movet se vehementius et nittitur ad egressum : cum ipsius temporis natura vulvam aperiri facit, ut fœtus inveniat sui exitus libertatem, et ita fœtus de cubili suo scilicet de secundina, naturæ vigore expellitur.

DE SIGNIS IMPREGNATIONIS, CAPUT XIV

Ad cognoscendum utrum mulier gestet masculum, vel fœminam, accipe aquam de fonte, et mulier extrahat duas vel tres guttas sanguinis vel lactis de dextro latere et infundantur in aquam, et si fundum petant, masculum gerit; si supernatant, fœminam. Unde dixit Hippocratis mulier quæ masculum gerit, bene colorata est et dextram mamillam habet grossiorem. Si pallida est, gerit fœminam et sinistram mamillam habet grossiorem.

DE REGIMINE PRÆGNANTIUM, CAPUT XV

Mulier quando incipit impregnari, cavendum est ne nominetur coram ipsa quod non possit haberi, quia si postulaverit et non detur ei, dat occasionem abortiendi. Quod si appeteret argillam, vel cretam, vel carbones, dentur ei fabæ coctæ cum zuccharo. Instante autem tempore partus sœpe balneanda est mulier, et inungatur venter ejus cum oleo olivarum, vel oleo violarum et comedat cibos leves et digestibiles.

Si vero pedes ejus tumuerint, inungantur cum oleo rosaceo et aceto. Et post cœtera cibaria comedat volatilia, citonia, mala granata. Et si venter ejus ventositate distendatur, accipe seminis apii ameos, menthe ana drach. III mastici caryophylorum, cardamoni, radices rubæ majoris ana drach. III, castorio zerliariæ, ireos ana drach. III, zuccharis ana drach. IIII, fiat pulvis subtilissimus et conficiatur cum melle et dentur ei serupuli III cum vino, hoc enim materiæ aufert ventositatem elaborsum prohibet, si prout de se recipiatur.

DE REGIMINE PARTURIENTIS, CAPUT XVI

Tempore partus imminente, paret se mulier, ut mos est. Obstetrix similiter; fiat quoque *cum magna cautela* sternutatio, constrictis naribus et ore, ut maxima pars virtutis spirituum tendat ad matricem. Deinde detur ei decoctio fœni grœci, muscilago lini et psilii, vel parum theriacæ, vel diatessaron cum decoctione artemisiæ in vino. Item de galbano cum assa fœtida et myrtha vel ruta fiant trocisci et inde fiat fumigium ad nares; super omnia caveat sibi a frigore. Et non fiat fumigatio aromatica ad nares, sed ad orificium matricis tutius potest opponi, quia matrix sequitur odorifera et fugit fœtida. Ad hoc valent species odoriferæ, ut mentha, pulegium, calamentum, origanum et similia pro pauperibus, ut muscus, ambra lignum aloes et similia pro divitibus. Notandum quod sunt quædam physicalia remedia, quorum virtus nobis obscura, quæ ab obstetricibus facto preferuntur. Teneat ergo patiens magnetum manu dextra et confert. Ita rasuram eboris bibat. Item coralus in collo suspensus prodest. Similiter album illud quod invenitur in stercore accipitris, datum in potu confert. Item in ventre hirudinis sive in nido invenitur lapis primogeniti, cujus lapis ad item valet et ad alia multa.

DE DIFFICULTATE PARTUS, CAPUT XVII

Sunt autem quæda mmulieres ita angustiosæ in officio partus, ut vix, vel nunquam se expediant: quod ex diversis causis solet provenire. Quandoque enim calor extraneus supervenit circa interiora : vulvæ ipsæ nimis angustiantur in partu. Quandoque nimis parvus est exitus matricis : vel quia nimis pinguis est mulier : vel quia fœtus est mortuus non juvans naturam in suo motu. Et hoc multum contingit mulieri juveni parienti in hyeme : cum naturaliter habeat orificium matricis strictum, quod propter frigiditatem temporis et aeris plus constringitur : Quandoque ab ipsa muliere calor totus exhalatur, unde sine viribus relinquitur ; ideo deficit in expediendo se a partu. Primo ergo si acciderit difficultas partus, ante omnia recurrendum est ad Deum. Deinde ad inferiora descendendo expedit mulieri difficile patienti, bealneari in aqua, ubi coctæ sint malvæ, fœnugræcum, semen lini, et hordeum. Inungantur latera ventris coxæ, et ilia cum oleo violarum, vel rosarum. Fricetur fortiter, et detur ei in potu oxysaccharus, et pulver menthæ et absinthi, drach. I. Provocetur sternutatio cum pulvere thuris naribus imposito vel cum pulvere cadisi, piperis, vel euphorbii. Ducatur mulier lento passû per domum. Et qui assistunt non respiciant eam in vultum : quia mulieres solent inde verecundari in partu, et post partum.

Si autem puer non egrediatur eo ordine quo debet, ut si prius *tibiæ*, vel *brachia* exeant, obstat obstetrix cum parva et suavi manu, humectata, in decoctum seminis lini, et fœnugræci, reponendo puerum in locum suum, ordine recto. Si vero puer sit mortuus, accipe rutam, artemisiam, absinthum, piper nigrum et hac trita da in vino, vel aqua ubi cocti sunt lupulini. Vel teratur saturcia et ligetur super ventrem et exibit fœtus sive vivus, sive mortuus. Idem facit verbena potata cum vino, vel aqua vel aceto, vel accipiatur aqua falsa, vel rosata, et lac asinæ, et detur ad potandum, vel accipiatur butyrum cum melle in vino, et detur ad bibendum. Quod si adhuc tardetur partus, vel si fœtus mortuus sit in ea, et non liberetur : accipe rutam artemisiam opoponacum, absinthum cum modico oleo, et pauco zucchi terantur, et ponantur super inguinam vel super umbilicum et melius valet. Item cingitur mulier de *spolio serpentis de quo serpens exivit*. Idem operatur lapis œtitis, ligatus ad fœmur. Vel alligetur radix cucurbitæ renibus ejus, et auferatur qua cito fœtus exierit, ne matrix exeat post egressum pueri. Præterea difficulter parturientibus subveniendum est hoc modo. Paretur balneum et intromittatur mulier : et post exitum fiat fumigium de spica, et similibus aromatibus, ad confortandum et aperiendum. Fiant etiam sternanutatoria ex helleboro albo in pulverem bene reducto. Dixit enim Cophon : conquassentur membra, et rumpantur cotyledones, et sic fœtus egredietur. Item hæque multum laborant, pariendo fœtum mortuum, sic succurrendum est. *Ponatur mater in linteamine, et tendatur a quatuor fortibus hominibus per quatuor angulos*, capite patientis aliquantulum elevatâ huc et illuc, ab oppositis angulis fortiter trahatur linteamen, et statim pariet, Deo favente. Si autem secundina intus remanserit, properandum est ut exeat. Provocetur ergo sternutatio ore clauso et naribus. Aut fiat lixiviam de cinere facto de fraxino, cui admiscendum pulverem seminis malvæ drach. I. detur ei ad bibendum : et statim vomet. Vel detur ipsi pulvis de semine malvæ eum aqua calida : et si vomat bonum est. Et suffumigetur sub eâ de oculis piscium falsorum, vel de ungula ca-

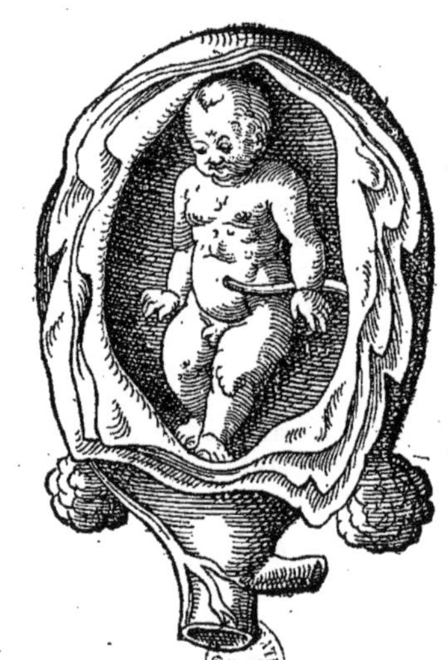

Présentation par les pieds suivant Rhodion.

ballina, vel de stercore cati, vel agni; ista enim secundinam educunt. Valet etiam se coquere semen lini in aqua calida, et dare ad bibendum. Idem facit bdellium cum vino. Si vero sanguis non exierit post secundinam, fiant ea quæ dicta sunt ad menstrua provocanda. Quod si contingat difficultas partus ex constrictione orificii matricis, cujus cura gravior est inter omnes, ideo tale subjungimus consilium. Provideat sibi mulier in tribus ultimis mensibus diæta, ita ut utatur lenibus cibis et digestibilibus, ut per ea membra dilatentur : qualia sunt nitella avorum, carnes et juscula pullorum, et minorum avium, scilicet perdicum, phasianorum, et piscium cum bono condimento. Fiatque ei balneum sœpius de aqua dulci in qua se apponantur herbæ mollificativæ, sicut maturæ, et hujusmodi : et melius erit. Sed fugiat balneum acrem et stupham. Et cum de balneo exierit, inungatur unguentis calidis, ut oleo laurino, et oleo de semine lini, et axungia anseris, vel anatii vel gallinæ, et hæc inunctio fiat ab umbilico inferius cum prædictis unguentis calidis.

DE ELECTIONE NUTRICIS

Juvenem oportet esse nutricem, clarum colorem cum albedine et rubore permixtum habente, quæ non sit partui vicina neque multum a partu remota. Non sit maculosa, nec infirma, neque nimis grossas habeat mammillas : pectus grossum et amplum : pingues sit mediocriter, nec appetit falsa nec acuta, nec stipica, nec poros, aut cepos : neque cæteras species quæ admiscentur cibariis pro sapore, ut piper, allium erucam : et precipue vitet allium, solicitudinem : ac sibi a menstruorum provocatione caveat. Et si lac minuatur, pulveres de farina fabarum, et similiter risi, et de pani similes cum lacte et zuccharo facto, dentur ei ad absorbendum : quibus augmentetur lac, in quarum decoctione parum de semine fœniculi admisceatur. Si autem lac ejus fuerit grossum, nutrimentum ipsius sublimandum erit, et ita etiam cogatur laborare.

Cui insuper dandus est syrupus, acetosus, et vinum subtile. Si vero lac ejus fuerit subtile, nutrimenta sint grossa et fortia, et somnis utatur longioribus. Quod si venter pueri solutus sit, dentur nutrici quæ constipant.

POÈME DIDACTIQUE SUR LES MALADIES DES FEMMES

Nous croyons devoir donner ici, à titre de curiosité, les passages du poème des maladies des femmes qui se rapportent à l'obstétrique. Inutile du reste d'analyser cet ouvrage, qui est tout entier emprunté à Trotula.

Quel est l'auteur de ce poème? c'est ce qui n'est pas encore complètement éclairci. En tout cas, de Renzi a parfaitement raison de dire que cet écrivain s'est inspiré des doctrines de l'école Salernitaine; et pour s'en convaincre, on n'a qu'à parcourir les chapitres transcrits par nous.

DE SIGNIS CONCEPTIONIS

Indiciis certis conceptus panditur istis :
Matrix arescit, Venus anxia primo quiescit
In coitu virgæ compressio, clausio vulvæ ;
Fluxus matricis cessat ; variatur orexis
Durities subita mammarum, tertio ventris
Æ melliceratum : facies est turbida mense
Urina primo, post hæc clarescit et inde
Apparet tenuis, in qua sunt alba minuta
Per quâ conceptus ratus est vel languor ineptus.

DE SIGNIS UTRUM MASCULUM VEL FEMINAM CONCEPERIT

Masculus est fœtus si sit splendor faciei
Membrorumque levis motus, venterque rotundus.
Sœpius in dextro spissique coagula lactis
Si junctis pectibus stans illa pedem quoque dextrum
Moverit incedens primo, mas esse notetur
Quorum femineum signant contraria sexum.

DE REGIMINE PRŒGNANTIUM

Quatuor in primis est mensibus illa regenda
Ne nimius motus animæ vel corporis illam
Aggravet ; et vitet cathartica, phlebotomiam,
Septimus istud idem mensis petit usque novenum
Vel decimum mensem, donec discrimina partus
Instituerint. Purgare quidem si convenit illam
Inter utrumque decet. Primis nam quatuor ipse
Debilis est fœtus, et post hæc fortis et inde
Fortior effectus materna calcitrat alvo
Robore tantillo rumpendo cotyledones
Forsitan egreditur et in illo vivere mense
Sic natus poterit ; octavo debilitatur
Fœtus item mense conamine vique priores

Vivere quod nequeat, expectans inde futuri
Præsidium mensis noni decimve, diebus
Partus impletis, vitalis nascitur infans.
Forte cibis nocuis si prægnans appetat uti
Mali granati conditum cum nucce succum
Muscata sumat aloes cum pulvere ligni
Perdices, pullos gallinarum, simul hœdos
Uvæ cum succo manducet ; sœpius acre
Potet odoriferum vinum, ventoque laborans
Pulvere fungatur curvi marathique cimini
Menthe zingiberis, ameos simul et cinnamoni
Sique pedes ejus inflati sunt, chimolea
Sit contrita diu, cui conjungatur acetum
Et sic ungatur ; vitet, quæ menstrua ducant
Atque diuretica ; sed eisdem tempore partus
Sæpius utatur et sumat pinguia jura
Carnibus eliscis. Oleis ungatur et istis
Vino vel narileon, lauri vel anethi
Leniter et latera manibus palpare licebit.

DE ABORSU ACCIDENTE A CAUSIS INTRINSECIS

Pluribus ex causis fieri cum constet aborsum
Præcipua solet hanc intrinseca causa gravere
Utpote matricis angustia, maxima si sit
Dicitur hoc vitium non correctibile nobis
Et quandoque trahit a muscilagine causam
Cotyledonibus hæ fuerit si forte retentæ
Quo cognoscetur solito mulieris aborsu
Conceptus quarto, terno vel mense secundo
Vel si fœtus item si circa cotyledones
Cum sit abortivus jam muscilagine plenus
Et sic octavus vel nonus mensis aborsum
Constabit facere matricis corpore, cui se
Phlegma supergreditur cum jam conceptio facta est
Aut mammæ graciles, habitudo matris opimis
Cum non sufficiet fomenti copia fœtus
Aut nutrimentum matris defectû habundat.

CAP. 22. — DE CAUSA ABORSUS EX REPLETIONE COTYLEDONUM

Phlegmatis ex causa si forsitan instet aborsus,
Et sit plectorica, purgatio prosit opima
Cumque theodoricon quovis ; post balnea fiant

Ad loca vicina : radices decoque malvæ,
Bismalvæ brancæ, sticados cum semine lini ;
Sique teras oleo cum lauri mercurialem,
Quæ liquefacta nimis in testa sive patella,
Subtili panno si sit consuta decenter
Ad formam digiti tentam formato pusilli
Et supponatur matrici ; mundat eumdem.
Mercurialis, idem fecerit hoc si sola terratur
Et supponatur. Aliud quod sæpe probatum :
Sume theodoricon et forma magdalionem
Cum dragma semis acuatur et hoc scamoneæ
Aut elacterii scrupulo solo gemiove,
Et supponatur cum jam purgatio facta est.
Huic subfumigium dent ista : storax, calamita
Ac aloes lignum, gariofila cum cinamono,
Nux muscata, rosæ maïs, artemisia, myrrha,
Diptamnus, ciperus et aromaticæ speciesque
Confortent illam ; conceptio grata sequetur.

CAP. 23. — DE CAUSA ABORSUS EX DEFECTU NUTRIMENTI

Defectus nutrimenti si fecit aborsum
Cujus si voti matris defectio præsit,
Antidotis calidis utatur ; sitque dicta
Confortativa similisque provocet esum.

CAP. 24. — DE CAUSA ABORSUS PROPTER OPILATIONEM VENARUM

Cujus defectus si sit constrictio venæ,
Ipsa diureticas herbas et semina sumat
Oxymelque diureticum sumatur ab ipsa,
Subtilesque chimos generans sit quæque dieta ;
Potus atque cibi repletio quæque fugetur,
Viscosas carnes vitet. Cui balnea fiant
In quibus has calidas in aquam si coxeris herbas,
Sique subintret ea mulier, vitabit aborsum :
Pulegium, camedreos, ameos, artemisiamque
Aut his consimiles que promptius invenientur.

CAP. 25. — DE CAUSA ABORSUS ACCIDENTE A CAUSIS EXTRINSECIS

Causa vel exterius ejus producet aborsum,
Ut salto vario, nimio clamore, timore,

Ira, dolor, rursus (cursus ?), percussio, tensio fortis
Ventris vel dorsi, vel fluxus sanguinis obstat,
Morbus acutus item, sic apostema tenesmon,
Menstrua multa nimis et sternutatio jugis
Omnibus his causis bona preservatio constat :
Passio curetur quæ causa videtur aborsus,
Si violenta manet, sed necdum fœtus habetur,
Quod tibi monstrabit infantis motus aperte :
Major consolida, minor et bedegar, rubus, orni
Flos, rosa plantago, balustia, psidia, galla ;
Hæc pluvialis aqua coquat aut vinum vel acetum
Hinc subfumigium prædictis fac pretiosum.
Difficilis partus pregnantibus accidit istis
Ex causis: tumida seu debilis aut quia crassa,
Strictio seu vulvæ, sic apostema nocebit,
Aut fœtus magnus, crassus vel hydropicus, aut si
Hic fuerit biceps, caput aut magnum sit eidem ;
Sive modo recto fœtus non exeat, aut si
Sint plures fœtus, aut mortuus esse patescat,
Sive secundinæ graviter descisio fiat ;
Aut quia non facile rumpuntur cotyledones.
Aeris hisque nocent frigus, calor, in pariendo.
Balnea seu illis in aqua quæ coctio fiat
Malvæ bismalvæ, brancæ, cum semine lini
Et fenugreci ; femorum loca proxima vulvæ
Ungant cum calidis oleis ac dulcibus ; ipsæ
Paulatim mota loca per declivia vadant.
Naribus et labiis his sternutatio clausis
Accelerat partum. Diptamni dragmaque sola
Cum fenugreco si sit decocta, juvabit.
Aut piperis grana bis quatuor accipe, rutæ,
Absinthi, sticadis, artemisiæ, rubeæque,
Diptamni pondus equale sit ; una lagena
Vini ; que pariter si coxeris, usque duæ sint
Partes consumptæ vel tres, colentur, et istis
Bullitis iterum myrrha conjungito dragmam
Ex opio solam ; sic a patiente bibatur
Jejuna tepidum, quoniam festinat ad ortum.

DE PRIMARIA IN PARTIS

In primaria sit, quæ nondum talia novit
Sic illam doceas ut cum venit hora doloris
Spiritus attractus sit ad interiora, repulsus
Et dolor et gemitus, labiis et naribus arctis.

DE FŒTU MORTUO EXTRAHENDO

Mortuus aut si sitsignis quod panditur istis
Frigidus est, pulsum nec habet ; producat eumdem
Si quocumque modo valeat. Si vero sit intus
Tempore quo vulvæ fit apertio, sic sit agendum
Unguibus abassis manus instingatur olivo
In pugnum ductam vulvæ submittat eumdem
Properet et fœtum quod sic educere possit
Aut in lintoleo forti ponat parientem
Quatuor et teneat sua cornua tot mulieres
Fortiter, hæque trahant huc illuc concutientes
Erecto capite ; pariet sic protinus illa.

DE MALFACTA IN PARTU

Quæ si malfiat, asso cum pane resurgat
Hanc aqua vel simplex aspergat sive rosata
Si non egreditur ut oportet, cum prius ejus
Debeat exire caput, inter utramque tenendo
Coxam ferre manus et extensas ; pes vel uterque
Si prius exierit quorum distorsio non sit.
Quoslibet egressus alios natura recusat,
Exitus et talis sit ab obstetrice redactus
Atque modo recto sit ad exteriora reductus.

DE SECUNDINA EJICIENDA

Si quæ secundina fuerit fortasse cohærens
Interius, fœtus et sit progressus ad ortum
Obstetrix illum tradat præsentibus atque
Separet hac illac temptando si queat illam
Sique moram faciat incidatur ; reliquumque
Tentum, cum matrix aperitur, ducitur apte.
Si vero ruptum vel scissum taliter intus
Raptum se celet, prædicto more reducat
Obstetrix illud. A sensu forte recessum
Balsama supposita ducunt vel pota secundam
Provocat hanc ipsam sic sternutatio jugis
Et subfumigia prædicta juvare solebant
Extrahi vel succum porri, sic petroselini
Pulegii, miscens oleo, patiens bibat istud
Aut succum boraginis, hanc quoniam cito ducet

Tum quia dat vomitum, cujus cognamine forsan
Egreditur, tum quia succus sufficit ille.
Immoderata solet effluxio sanguinis istis
Post partum fieri : cui subveniamus oportet ;
Salvia dent succum paretaria, crispula, mentha,
Arthemisia, pulegium cum talibus ex his
Et tritici fane crispellas confice, desque
Gustandas illis. Assuescant balnea tales
Atque modo dicto stringentibus auxiliantur.
Sume vel argilam cui commiscetur acetum
Et fac emplastrum super epar nocte ligandum.
Sique fluant nares, in frontem ponimus istud
Sed ex transverso quod tempora contingat ambo.

CAP. 35. — DE EXITU MATRICIS ALIIS DE CAUSIS

Præter eas causas quas diximus in pariendo
Exit item matrix cum multitudo chymorum
Ipsam sæpe gravat, gelida vel sede frequenter
Vel potu gelido vel partus ex gravitate ;
Aut quod non poterat virgam perferre virilem
Longam cum grossa cum sit patiendo coacta
Egrediens indurescit ; cui subveniendum
Forma prædicta. Si forsan pix tibi desit
Aptetur pannus calidoque linitus olivo ;
Impressus vulvæ, sit constringendo ligatus,
Usque retro cedat matrix. Prædicta dicta
Injungatur ei quæ primo scribitur ante.
Sumat odorifera per nares, fætida subtus.
Morbum sit fallax hunc multitudo chymorum,
Digere materiam purgando cum benedicta
Sive theoricon quæ fiat acuta modesta.
Salmacina sed aqua pessaria de benedicta
Sint resoluta diu cum malva, mercuriali,
Testarum cinis ovorum conspersus eidem
Ex quibus exclusi sint pulli ; conferet istud.
Ex toto revocabitur hæc liquida pice sparsa.

DE RUPTURA PERITONEON ET EXITU MATRICIS

Sunt aliæque quibus male contigit in pariendo
Au obstetricis defectibus aut aliarum
Quæ circumsteterant, unum quod idem foramen
Sit duo quæ fuerant, unus quoque cursus eorum

Exit eis matrix indurescitque frequenter.
Hisque reponendo matricem sic medicare :
In vino coquere rubeo præmitte butyrum
Quo foveas illam, quæ mollis ut efficietur
Leniter imposita, post hæc ruptura suenda
Cum filo serico loca per tria sive quaterna
De lini panno post hoc immittito vulvæ
Quantam ferre potest tantam liquida pice tinctam
Quæ fetore suo matricem retrahet apte.
Rupturam sanare cito de pulvere facto
Consolidæ poteris majoris cum cinamomo.
Apteturque sibi lectus sub sumati tali :
Depresso capite jaceat pedibusque levatis ;
Expleat hac omnes solitos quos fecerat actus ;
Sic jaceat patiens octovem novemque diebus.
Balnea vitentur nisi forsan ferre valeret:
Omnibus abstineat quibus indigestio fiet
Et tussis pariter, ne sic solutio fiat
Continui, cui sic in partu preveniendum :
Lineus aptatus pannus ponatur in anum
Ad formam Tenti cum partus ingruit hora.

PASSAGE DU TRAITÉ DE ÆGRITUDINUM CURATIONE SUR LA DYSTOCIE

(2e *volume de la collection Salernitaine de Renzi, page 345*)

Nous croyons enfin devoir rapporter un passage important du traité *de ægritudinum curatione,* qu'on a découvert dans un célèbre manuscrit de la bibliothèque de Breslau.

Le tour des phrases, les idées, la façon de résoudre les questions qui y sont abordées, tout nous prouve qu'on a affaire à un ouvrage de l'école de Salerne. Bien des paragraphes semblent même empruntés textuellement à la pratique de Platéarius, qui fait pour ainsi dire le fond de l'ouvrage. Mais le fragment que nous transcrivons ici est visiblement inspiré par Trotula. Il est consacré tout entier aux moyens médicaux : l'auteur ne parle même pas de l'intervention manuelle.

Si vis scire de muliere, quæ jam concepit et modo non potest, vel quæ unquam concepit, unde contingat, accipe balsamum et ex hoc *ungue* sambacinum etiam *filo* lega in crure et sambacinum ita unctum balsamo pone in vulva ad mansionem, si matrix attraxerit sine dubio concipiet, si non nunquam et unde prius lavetur vulva et antequam hoc experieris vide urinam ne vitio caliditatis aut frigiditatis contingat. Si frigiditate patiatur accipe ciminum et tere et liga in panno, et accipe folia lauri integra et pone in aqua et fac bullere et post facias sibi fumigium vel balneum vel lavet bene se et vulvam et illa aqua. Iterum accipiat absinthum, artemisiam, et pice distemperet cum oleo laurino et inde unge sambacinum et pone in vulva et iterum accipe muscum, girofilum, nucem muscatam, spicam nardi, cinnamonum galangam et cetera odorifera, et tere omnia simul et liga in subtili panno et pone in aqua et fac bullire bene et post ex aqua lava vulvam et decocto pulvere fac pessarium et pone in vulva cum ligato pulvere in panno, et ita purificata cum concumbere voluerit accipe semen ausci, quod nascitur in quercu vel in aliis arboribus et tere et distempera cum vino vel alio liquore et potum dabis et ita procul dubio concipiet.

CONSIDÉRATIONS GÉNÉRALES

Les textes que nous venons de rapporter donnent une idée plus exacte de l'état de l'obstétrique telle qu'elle était comprise à l'école de Salerne, que les considérations générales les plus développées. Cependant nous croyons devoir revenir sur ce sujet pour mieux dégager les grandes lignes. Et tout d'abord quelle était la valeur scientifique de cette branche de la médecine au XIe siècle. Certes c'était une science dégénérée, qu'encombraient une foule de recettes médicales inutiles et que déshonoraient des superstitions ridicules. Cependant le fond était à peu près le même que pendant la période gréco-romaine. Et cela n'a pas lieu d'étonner puisque les Salernitains du XIe siècle possédaient un assez grand nombre des ouvrages des anciens. D'ailleurs, à partir de Constantin l'Africain, les Arabes exercent une influence prépondérante sur cette école. Or les Arabes, c'est la science grecque traduite dans une langue orientale et légèrement modifiée par des hommes de valeur, qui tous n'ont pas été des copistes, mais qui ont suivi de près cependant Hippocrate et surtout Galien.

Étudions maintenant en quelques mots la façon dont le livre de

Trotula, le plus important à consulter au point de vue où nous sommes placés de toute la collection Salernitaine, envisage les différents chapitres dont l'ensemble constitue l'obstétrique de nos jours.

La *conception* se fait par l'aspiration du sperme dans la matrice et le mélange des deux semences. Le fœtus se produit par la condensation de celle-ci. Vers le second mois le corps commence à se modeler et le sang apparaît. Au troisième mois se montrent les cheveux ; au quatrième mois le fœtus remue ; au cinquième mois il ressemblera à ses parents ; au sixième les nerfs se forment, au septième les nerfs et les os sont parfaits, au huitième il atteint son développement complet. Enfin au neuvième il s'échappe de la matrice. Malheureusement la toux, la diarrhée, la dyssenterie, les traumatismes, l'anémie, les violentes émotions peuvent chasser l'enfant bien plus tôt de l'utérus et déterminer ce qu'on appelle un avortement. Comment peut-on savoir si une femme a conçu. Le livre de Trotula n'en dit rien car il parle uniquement de la manière de déterminer le sexe de l'enfant, mais les autres ouvrages de l'école Salernitaine (le livre *De ægritudinum curatione* et le *Poème médical*) nous apprennent que dans ce cas, en outre de sensations spéciales et de la rétention de la semence qui ne coule point au dehors, les règles se suppriment, les mamelles se développent, le ventre grossit, la femme subit des perturbations notables de l'appétit, telles que nausées, envies, pica ; au quatrième mois l'enfant remue, *l'urine enfin se modifie*.

L'ancienne théorie des grossesses de sept et de neuf mois reparaît dans les écrits de cette école et on croit toujours que le fœtus de huit mois n'est pas viable. En définitive on continue à n'être point fixé sur la durée du séjour dans la cavité utérine, bien qu'on admette avec Hippocrate que le plus souvent l'enfant vient au monde au bout de neuf mois.

Au neuvième mois l'enfant suffisamment vigoureux *s'échappe* de la matrice, l'accouchement s'explique donc par *l'intervention active du fœtus*, et la mort de ce dernier est regardée comme une grave cause de dystocie, nécessitant l'extraction artificielle par la sage-femme. Le mécanisme du travail continu a été aussi mal connu que dans l'antiquité et cela toujours probablement pour le même motif, c'est-à-dire parce que les sages-femmes avaient la *pratique exclusive* des accouchements, et que les médecins et chirurgiens n'étaient appelés qu'en cas de *nécessité tout à fait urgente.*

Constantin l'Africain fait jouer un grand rôle aux saisons. Ainsi l'hiver resserre les tissus de la femme et rétrécit par conséquent les voies que devra parcourir le fœtus. D'autre part en été la femme n'a point la même vigueur qu'au printemps lorsqu'il s'agit de pousser. Les cicatrices, les malformations congénitales peuvent aussi constituer un obstacle sérieux à la sortie de l'enfant. La débilité de la mère, déterminée par exemple par une maladie est également une circonstance fâcheuse, car la femme devient incapable d'aider par ses efforts son enfant à sortir de la matrice.

Le fœtus d'autre part peut mal se présenter. La seule présentation naturelle est celle de la tête; quand les pieds ou les mains se montrent les premiers il faut les réduire dans la cavité utérine et empêcher la sortie tant que la tête ne se montre pas la première. Du texte embrouillé de ces auteurs on n'arrive pas même à pouvoir conclure que les sages-femmes tentaient la version céphalique par manœuvre interne. Tout probablement devait se borner à rentrer les parties procidentes et attendre que la nature voulût bien redresser ses propres erreurs; ou si une bonne matrone plus intelligente ou plus hardie intervenait, ce devait être au petit bonheur et sans un plan concerté d'avance. Beaucoup devaient recourir au procédé indiqué par Trotula, c'est-à-dire faire sauter la femme dans un drap tenu par quatre hommes vigoureux.

L'invention manuelle était du reste exceptionnelle, et pour faciliter l'accouchement on recourait surtout aux remèdes dit expulsifs dont quelques-uns devaient être bien nauséabonds, tels que les fumigations de sabot de cheval brûlé, etc.

C'est aux remèdes aussi que l'on s'adressait de préférence dans les cas de rétention du placenta. Les sternutatoires qu'on insufflait directement dans le nez de la malade étaient, croyait-on, d'une grande utilité, parce qu'ils forçaient la malade en éternuant à pousser violemment. Ces manœuvres déplorables continueront du reste à être employées pendant de longs siècles et ce n'est que vers la fin du XVIIe siècle que Peu et Mauriceau s'élèveront énergiquement contre elles. Quant aux préceptes sur le choix d'une nourrice, ils sont empruntés entièrement aux anciens.

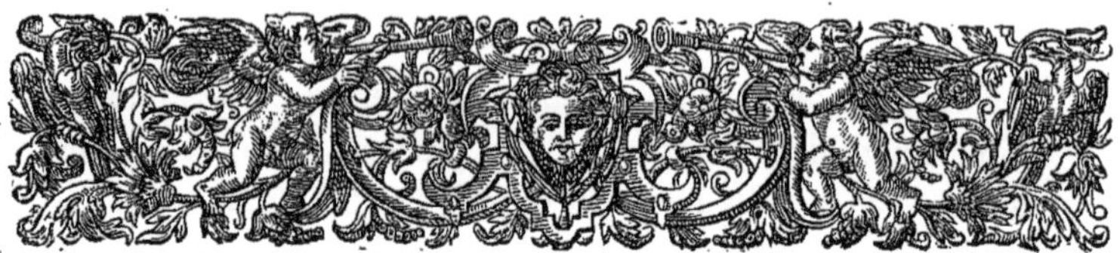

CHAPITRE III

ALBERT LE GRAND — IMPORTANCE DES SUSPERSTITIONS ASTROLOGIQUES — NÉGLIGENCE DE LA PLUPART DES AUTEURS DE TRAITÉS DE MÉDECINE ET DE CHIRURGIE A PARLER DE L'OBSTÉTRIQUE — ROGER DE PARME.

Nous étudierons, dans un prochain chapitre, les progrès que firent faire à l'anatomie des organes génitaux de la femme Mundini, Gabriel de Zerbis, Achillini, etc., mais pour ne pas couper en deux cette intéressante partie de notre historique, il nous faut d'abord jeter un coup d'œil sur les ouvrages de quelques-uns de ceux qui ont parlé de l'obstétrique dans le cours du XIIIe et du XIVe siècle.

ALBERT LE GRAND

Le premier que nous ayons à signaler est le fameux *De secretis mulierum*, attribué à Albert le Grand et dont il existe un grand nombre d'éditions (Francfort, 1580 ; Amsterdam, 1648, 1655, 1669) et une traduction allemande (*Der Frauenzimmer Himlichkeit*). Or, dans ce petit livre on trouve nombre de paragraphes qui se rapportent directement à notre sujet.

En effet, on y rencontre les chapitres suivants : *De generatione embryonis*, *De fœtus formatione*, *De influentia planetarum*, *De generatione animalium imperfectorum*, *De monstro in natura*, *De signis conceptionis*, *De signis an vir vel femina sit in utero*, *De impedimentis conceptionis*,

De spermatis natura. Albert le Grand est-il le véritable auteur de ce traité ? Siébold en doute et il n'accorde au grand philosophe scolastique qu'un rôle d'inspirateur. L'ouvrage aurait été écrit par un de ses élèves, Henri de Saxe, et en effet dans plusieurs passages on peut lire « *recitat Albertus.* » Quoi qu'il en soit, la valeur intrinsèque du livre n'est pas bien grande, c'est une compilation, comme le dit Siébold, d'Hippocrate, de Galien et d'Avicennes. Mais en outre de ce manque d'originalité, on pourrait encore reprocher à l'écrivain qui a composé le *De secretis mulierum* de s'être trop souvenu des erreurs de son temps. Ce qui lui donne de l'importance c'est que beaucoup des médecins du nord de l'Europe l'ont consulté pendant de longs siècles. Rhodion lui-même croit devoir citer de temps à autre l'opinion d'Albert le Grand.

D'ailleurs cet ouvrage est des plus curieux ; témoin ces passages qui aujourd'hui nous paraissent si étranges, où l'on voit l'importance qu'avaient prises les hypothèses astrologiques, pour expliquer non seulement la destinée future de l'enfant, mais encore son aspect extérieur, son caractère et même son mode de formation. Et que dire d'autre part de cette dissertation sur la foudre, qui émet des vapeurs assez subtibles pour aller consumer le fœtus dans le ventre de sa mère. Les remèdes dégoûtants employés à cette époque pour hâter l'accouchement ou provoquer la sortie du délivre y sont aussi décrits tout au long. S'ils ne réussissent pas, il faudra mettre sur le ventre de la femme des poils de chèvre trempés dans du lait d'ânesse. Et cependant, si nous comprenons l'indignation de Siébold en présence de pareilles absurdités, nous ne saurions souscrire à son arrêt, que nous regardons comme trop sévère. A côté des susperstitions ridicules, auxquelles nous avons fait allusion, il y a des passages très savants, très bien faits, où l'auteur a su résumer très convenablement la doctrine des anciens. Cela vaut Gordon que nous analyserons plus loin et même Rhodion qui lui est bien postérieur. Comme *compilateur* son rôle n'a donc point été sans utilité.

En fait de présentation vicieuse, on ne voit citée que celle du bras

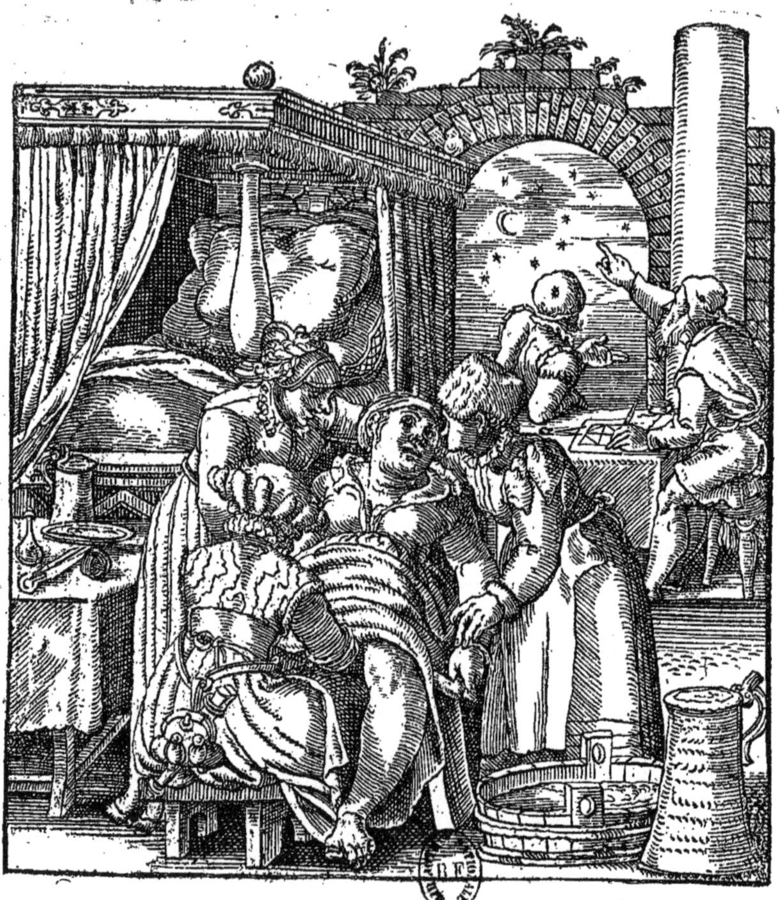

Astrologue tirant un horoscope, d'après Rueft.

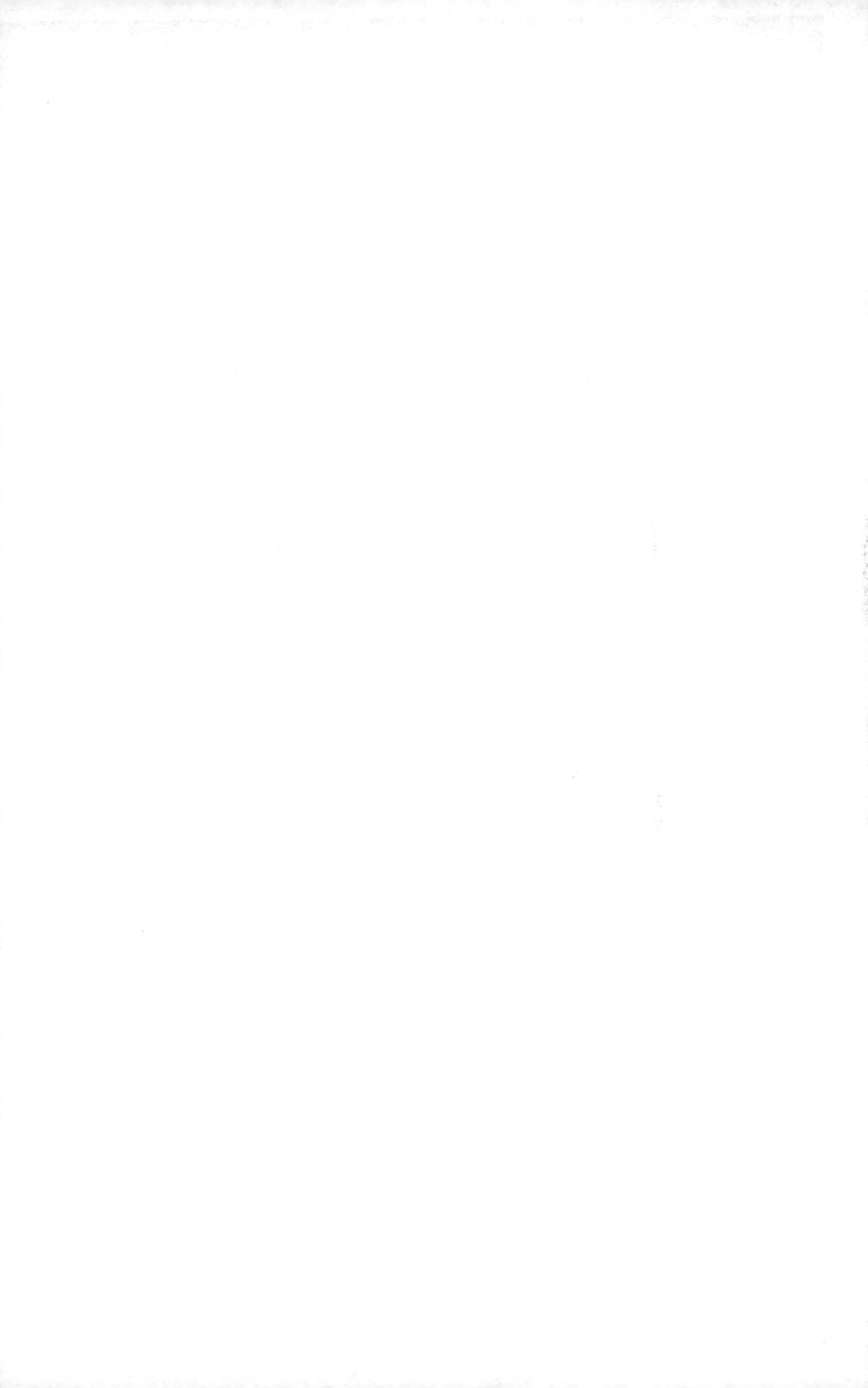

ou des pieds; la sage-femme tâchera de réduire par des manœuvres internes les parties qui se présentent ainsi les premières, et essayera d'amener la tête la première. L'auteur conseille, pour faciliter ces tentatives, de se servir de la position *genu pectorale*. Les accidents devaient être nombreux, grâce à l'ignorance crasse des matrones, car l'on trouve dans le chapitre *De difficultate partus*, une phrase où est tranquillement signalée la fréquence des déchirures du périnée jusqu'à l'anus.

Voici le texte des chapitres que nous venons de commenter.

DE SECRETIS MULIERUM — DE FŒTUS FORMATIONE

Visis istis, ad formationem fœtus in matrice est redeundum. Prima materia recepta in matrice *habet naturam lactis sex primis diebus*. Ad hunc colorem lactis operatur calor naturalis in spermate viri emissus, et calor matricis, ita quod ista materia dealbatur sicut lac. Deinde illa materia transmutatur *ad naturam seu colorem sanguinis spissi*, et ad qualitatem bene cocti, et hoc *per novem dies*, postea tunc ab isto tempore fit *consolidatio* in *membris* fœtus, in duodecim diebus.

Istud est capitulum secundum partis executivæ in qua revertitur ad formationem fœtus. Oritur dubium, utrum calor spermatis sit, ignis elementalis, vel sit calor cœlestis? Similiter de calore matricis, etc. Hic sunt diversæ opiniones, sed cum Arist. Z. de animalibus dicendum, quod iste calor sit animalis, sive celestis. Ratio est, quia calor elementalis est destructionis, sed calor celestis est salvatio animalium, secundum Averr. 12. Metaphys. comment. Sed tamen dicendum, quod iste calor sit partim igneus, et partim animalis sive cœlestis. Unde calor igneus convertitur simpliciter in se, sicut in contrarium. Sed calor animalis sive cœlestis est permixtus cum humiditate et temperatus, et ille conservat mixtum. Unde quodlibet animatum vivum vivit in calido radicali et humido temperato. Dubium est, quæ membra primo formantur et generantur in fœtu. Hic dicunt quidam quod sit *hepar*, quia in hepate sit nutritio prima, et vegetatio spirituum, et quia ad hepate discinditur prius semen quam in corde, ideo videtur hepar primo generari. Sed cum Aristot. dicamus, quod *primo cor generatur*, quia est primum vivens et ultimum moriens, postea cerebrum, postea testiculi, sic de aliis. Sed quando dicitur, quod in hepate sit prima nutritio, dicitur quod est verum ex consequente, sed in corde habet fieri, etc.

Juxta quod notandum, quod secundum Phil. unumquodque universum consurgit ex quatuor elementis, ideo quia in tali materia terrea, quæ cedit in substantiam ossium : similiter aquea cedit in suum simile, et sic de aliis. Postea vero solet facies formari a natura, et dispositio corporis secundum trinam dimensionem, scilicet lungum, latum et profundum, et hoc sic per 18 dies. Ab isto vero tempore incipit natura fœtus confortari usque ad agressum. Nota, quod fœtus mulieris conficitur in 14 diebus. Et illud quod per sermonem lungum dictum est, solet dici per quatuor hos versus :

Conceptum semen, sex primis crede diebus,
Et quasi lac, reliquisque novem sit sanguis, ab inde
Consolidat duodena dies, bis nona deinceps
Effigiat, reliquum tempus producit ad ortu.

Hic autor ponit unum notabile, ut patet in textu. Nota, litera dicit, quod quodlibet viventium est ex quatuor elementis. Hoc probatur, quia ex quibus aliquis nutritur, ex illis est constitutus, I. de Anima, sed ex iisdem nutrimur et sumus, ergo, etc. Minor patet, quia nutritio fit per calidum et humidum, siccum et frigidum ; principaliter per calidum et humidum. Sed contra, quædam animalia vivunt ex puris elementis, igitur solum vivum elementum est in ipsis. Antecedens patet per hunc versum :

Quatuor ex puris vitam ducunt elementis.

Dicendum, quod simpliciter est impossibile secundum Aristotelem. Unde hoc est mixtum ex quatuor elementis, et nutritur ex aqua mixta, mediante calore solis. Unde hoc in aqua pura vivere non potest, quia illa non est nutrimentalis. Et ideo videmus pisces panem comedere in aqua. Item in quolibet mixto vivente requiritur terra, quæ fecit mixtum constare et durum esse, alias cito dissolveretur. Item requiritur ignis, ut calorem habeat in quo vita salvatur. Etiam requiritur humidum, in quo egit calido. Et requiritur humidum aeris, quia spiritus generatur ex sanguine aereo. Item ossa sunt ex menstruo, quantum ad grossiores partes menstrui, quia ossa materia hominis in esse conservant. Si enim non essent ossa, homo cito dissolveretur. Postea de parte menstrui magis aquea generatur cerebrum et medulla. De partibus magis aereis generatur spiritus, et de partibus magis igneis hepar, ita quod quælibet membra in homine sunt in sua structione ex adjunctione alicujus Elementi. *Nota fœtus sic formatur*, quod quantitas materiæ præexistentis condensatur, vel rarescit ad quantitatem sive extensionem debitæ formæ, in longum, latum et profundum. Et quando res generabilis major erit in quantitate re corrumpenda, tunc fit rarefactio materiæ. Quando vero erit minor, tunc fit condensatio. Sic est quando ex semine mulieris fit homo, quia tunc si materia seminis est major recipiente formam hominis, tunc primo calor naturalis et virtus formativa materiam condensat, et facit indurescere, donec aspera sit forma, et tunc homine generato, materiam augmentat interim cum elementis, usque ad quantitatem competentem sibi. Et omnes illæ diversificationes, etc.

Sunt autem quidam, qui penes quodlibet tempus signatum, ponunt regnare aliquem planetarum. Et quia scire hoc multum confert ad ea quæ hic scribuntur, *ideo ne ignorantiæ meæ illud neglectum adscribatur, ex his aliqua declarabo.* Notandum primo, ut dicit Avicenna, accidentia sunt in triplici genere. Quædam enim materiam consequuntur in composito, et ei attribuuntur : quædam formæ : quædam compositum ex materia et forma consequuntur. Et cum hoc sit naturale compositum ex materia et forma, tripliciter denominabuntur accidentia in ipso. Ex parte autem animæ sunt quædam accidentia, virtus eundi et movendi, et quia secundum intentionem quorumdam, qui digne locuti sunt de natura, omnes virtutes, quas anima in corpore complectitur, illas contra hit a superis et *corporibus cœlestibus.*

Ab ultimo enim orbe, qui motu diurno omnes spheras inferiores recipit, influuntur materiæ principaliter et radicaliter virtutes essendi et movendi ab orbe stellarum fixarum, fœtus recipit virtutem, quæ distinguitur in se secundum diversas figuras et accidentia. Et illud convenit ei in quantum est forma; sed etiam contrahit aliam virtutem ab hoc orbe quæ dat esse, et secundum diversas naturas hujus orbis, post *sphæram stellatam* ponitur sphæra *Saturni* secundum Astronomos, et ab illa influuntur animæ virtutes discernendi et ratiocinandi. Et postea *sphæra Jovis* et ab illa influitur, animæ magnanimitas, et plures animæ passiones. Et a *sphæra Martis* influitur animæ animositas et virtus irascibilis, et alia desideria animæ. Et *a sole* influitur virtus sciendi et memorandi : *a Venere* motus concupiscentiæ et desiderii ; a *Mercurio* virtus gaudendi et delectandi : a *Luna* quæ est radix omnium virtutum naturalium virtus vegetandi : quamvis hæc et plura alia, ab anima procedunt, et cum ista sequuntur ex diversis partibus corporum celestium, tamen hæc omnia animæ attribuuntur, et non solum animæ sed toti composito, quod simplex non potest sustentare accidens.

Nunc vero ex parte corporis consimiliter notandum in primo de creatione vel formatione corporis, quod est, ex embryone creatur et formatur per effectus et operationes stellarum, quæ planetæ dicuntur. *Primo* enim materia embryonis vel hominis generandi, compressa et coagulata per frigiditatem et siccitatem *Saturni* disponitur, huic materiæ a Saturno virtus influitur vegetativa et motus naturalis adscribitur, et tunc patebit in tali materia operatio aliqualiter debita. Et ideo Medici dicunt, quod post lapsum spermatis in matrice primi mensis in generatione et in temporis successione, secundum exigentiam naturæ seminis Saturno adscribitur, quia sua frigiditate et siccitate semen constringit et consolidat.

Sed ex isto statim oritur dubitatio, quia alicui potest esse dubium utrum Saturnus regnet, in cujuslibet embryonis conceptione. Et si vere, tunc mirabile est, quod dictum est.

Circa quod notendum est, quod materia prima subjecta est corporibus super cœlestibus et eorum motibus. Et hoc est quod dicit Phil. I meteor. quod omnia inferiora causata sunt superioribus, et ab ipsorum motibus gubernatur. Et ideo necesse est quod ista inferiora particulariter et universaliter respiciantur a superioribus intelligendo de virilitate corporis totius supercœlesti. Universaliter enim sita inferiora respiciuntur a superioribus, quia nihil fit de materia elementali : nisi ex virtute corporum superiorum. Ideo dicit commentator quod natura non agit nisi gubernata a corporibus supercœlestibus, hoc est ab intelligentiis. Addit autem commentator quod individua animantium et planetarum sunt determinantium causarum et sunt determinata adesse. Et ita tam esse universaliter quam particulariter inferiora a superioribus respiciuntur. Et ideo cum materia primo sit subjecta corporibus supercœlestibus necesse est quod capiat formam alicujus speciei determinatam ab aliqua parte speciali cœli ita ut non possit eam recipere a corpore cœlesti communi eo quod tale corpus respicit istam materiam vel istam formam indifferenter. Nam qua ratione daret illam formam eadem daret et alias quæ omnes formæ quæ sunt in potentia in materia prima et in primo motore sunt in actis ut dicit commentator. Ergo cum materia sufficienter disposita est, necesse est esse aliquam determinatam partem in primo motore, primo specialiter respicientem materiam ad hujus determinatam susceptionem ideo non sufficit agens particulare physicum stante communi influentia et communi actione corporum cœlestium. Et illud patet ex eo, quia postquam semen ex decisum gerit in se vim illius, a quo est decisum. Et illa virtus non gubernatur a corporibus supercœlestibus uniformiter, ita quod non magis gubernatur ab una parte cœli quam ab alia, imo hoc modo destituetur in sua propria actione, et per consequens a fine. Et illud est de intentione Aristotelis secundo de generatione et corruptione ubi dicit quod adveniente Sole redibunt animalia et recedente sole animalia peribunt. Illud autem apparet ex intentione commentatoris secundo metaph.; ubi vult quod materia prima primo non recipit omnem formam indifferenter, sed primo formas elementales, et mediantibus istis omnes formas mixtorum. Ille autem ordo formarum non potest esse nisi ab aliquo specialiter materiam gubernantium, ad receptionem formarum.

Et per hunc modum manifestatur esse de Saturno propositum, scilicet quod habet disponere materiam et introducere talem formam. Sed quod *Saturnus* sic semper dicitur regnare in embryonis conceptione, sic intelligitur, quod suum regnare in hoc loco non sumitur pro alio quam influere talem dispositionem quæ ab alia parte cœli non est natura influi. Et ideo si in tali hora noctis vel diei non dicatur regnare Saturnus, hoc ex eo quod cessat virtus sua, sed aliquis alius planetarum, vel stella apta natu est influere talem dispositionem in materia, quam Saturnus influere non potuit, quia actus *actionum sunt in patiente bene predisposito.* Et si aliquis quæreret cur ita fit quod omnia tali cursu concurrunt, repondeo quod sic sunt ordinata apud Deum, qui primo originaliter omnia disposuit secundum ordinationem sublimem et cuilibet virtutem propriam secundum exigentiam suæ naturæ ministravit.

Post hæc quæ dicta sunt *Jupiter* advenit qui sua gratia et virtute materiam disponit, ad susceptionem formæ membrorum et caliditate sua virtute causali materiam fœtus confortat et sua humiditate replet quæ fuerunt dessicata a virtute Saturni in primo mense et sic Jovi attribuitur secundus mensis.

Tertio advenit *Mars* qui sua caliditate et siccitate format materiam dividens a lateribus brachia, et dividit collum a brachiis et caput format, et huic operationi attribuitur tertius mensis.

Quarto mense *virtus Solis* advenit, formas imprimit, cor creat et animæ sensitivæ motum dat. Et hoc est verum secundum intentionem Medicorum et quorumdam Astronomorum, tamen secundum intentionem Aristotelis cor inter omnes partes generandas generatur primo et virtute ejus omnia membra nascuntur ; addunt enim quidam ad istam partem dicentes quod Sol est radix totius virtutis vitalis et tali operatione quartus mensis adscribitur.

Quinto tempore, quædam exteriorum membrorum *Venus* sua virtute perficit et quædam exteriora format aures, nares, os et virgam virilem in masculis et pudibunda, scilicet vulvam, mamillam et alia membra in fæmellis ; manuum et pedum separationem facit et digitorum et isti quintus mensis assignatur.

Sexto tempore influentia et regnatu *Mercuri* instrumenta vocis format supercilia componit, oculos fabricat, capillos crescere facit et ungues producit. Et isti operationi sextus mensis attribuitur, unde versus :

Instrumenta novem sunt, guttur, lingua, palatum
Quatuor et dentes et duo labia simul.

Septimo tempore *Luna* operationi finem imponit ; replet enim sua humididate angustias carnis et aurigenas carnes in superficie complet. Venus vero et Mercurius humiditatem tribuentes toto corpori nutrimentum dant, et isti operationi datus est septimus mensis.

Postea influentia *Saturni*, cui octavus mensis adscribitur. Et ille Saturnus multum infrigescat et siccat et per consequens stringit. Et ideo aliqui astronomi ponunt, fœtum generatum in octavo mense moribundum vel mortuum esse, ut in sequentibus manifestatur, deinde in nono mense dominatur *Jupiter* qui sua caliditate et humiditate fœtum lætificat et fœtus qui generatur in isto mense est fortis et bene dispositus et longæ vitæ et est fortis gratia caloris et longæ vitæ gratia humiditatis.

Est autem adhuc notandum *quod membra corporis organici duodecim signis zodiaci attribuuntur*. Primum ergo signum totius spheræ cœlestis est *Aries* in quo quidem signo Sole exoriente temperato, fert calidum et humidum et tum est motus ad generationem, ideo motus solis in arietem dicitur principium vitæ et radix virtutis vitalis : et propterea arieti attribuitur caput in homine et ejus conditiones. Nam Aries in cœlo est dignior pars cœli, quia principium divisionis spheræ per duodecim signa, sicut caput in homine vocatur dignior pars corporis, et ideo meritum arieti est assignandum, et quia sol currens in hoc signo calidum et humidum naturæ movet et caput in homine dicitur principium spiritus vitalis.

Tauro quidem collum humeri et scapulæ geminis attribuntur, Geminis manus et brachia, est *leoni* quidem pectus et cor et diaphragma, Virgini stomachus et intestina et cestæ et lacerti attribuuntur. Et hoc videtur esse medietas corporis secundum cursum medietalis cœli, videlicet ut a parte septentrionali est annotata. *Libra* vero secundam partem corporis respicit, scilicet renes et est principium cœterorum membrorum. *Scorpio* vero loca libidinis respicit, tam ex parte viri quam ex parte mulieris. *Sagittarius* nates et ea per quæ natura secessum dimittit et posteriora respicit. *Capricornus* vero genua et alia inferiora Aquarius vero tibias respicit. *Piscis* vero quod est ultimum, formationes pedum respicit et plantas, et sic breviter habitum est judicium ex parte duodecim signorum.

Et non opinetur aliquis illa ficta fore. Nam fides hujus in multis experimentis valet inveniri. Noscat ergo experimentum quivis, quod malum et venenosum est tangere aliquod membrum luna existente in tali signo illius membri : et causa istius est, quia natura luna auget humiditatem, quod experimur ad sensum, quod si carnes recentes ponuntur de nocte ad radios lunæ, ibi generantur vermes in carnibus, et illud non semper apparet eodem modo, sed præcipue in speciali statu lunæ.

Ut illud sane intelligatur est advertendum, quod quatuor sunt status lünæ *secundum Albertum* in tractatu de statu solis et lunæ. Luna vero in prima ejus intentione est calida et humida unde est semiplena, post hoc nunc dicitur calida, et sicca, quousque sit plena ; deinde est frigida usque est semiplena in decremento, ultimo vero est frigida usque soli adjungitur, et in hoc statu maxime humectat humida putrefaciendo, ideoque cum luna augeat in omnibus membris humiditatem tunc lædere membrum ferro est idem quod graviter vulnerare, quia malum est humiditatem addere humiditatis, et sic per consequens augmentatur nocumentum.

Sciatis autem socii mei, quamvis quædam mulieres causam rei hujus occultam ignorant, tamen quædam mulieres bene effectum cognoscunt, et plura mala ex isto operantur, ut cum vir est in coitu eum eis, accidit quandoque viris magna læsio et gravis infectio ex infectione membri virilis per ferrum appositum per eas, prout quædam mulieres vel meretrices doctæ sunt in illa nequitia et in aliis. Et si fas esset dicere, hoc quidem describerem, sed quia proprium meum creatorem timeo ; ideo de illis occultis ad præsens, nihil manifestabo.

Item de quarto statu lunæ præcipue possumus effectum declarare prædictum alio experimento, quod sumitur, quod radii lunæ de nocte subintrantes et pervenientes ad caput dormientis faciant doloren capitis et fluxum rheumatis. Et causa hujus dicta est prius.

DE L'INFLUENCE DES PLANÈTES AU MOMENT DE LA NAISSANCE

Post hoc vero ad influentias planetarum (quos Antiqui vocaverunt deos naturæ super hominem ex parte corporis et animæ) nunc revertamur.

(Postquam vero auctor ostendit quomodo per planetas habet formari fœtus, hic ostendit quomodo isti planeta se habent ad fœtum ex parte anima, vel corporis, vel simul. Nota quod planetæ bene dicuntur dii naturæ. Ratio quia natura regitur ab ipsis, sicut regnum a rege : Unde totus ille mundus sensibilis contiguus est a superioribus rationibus, ut tota virtus ejus inde gubernetur. Sed diceres, si planetæ sunt dii naturæ quid tunc facit cœlum stellatum. Dicitur quod hoc est causa universalis naturæ et uniformis, sed planetæ diversificant effectum secundum eorum motum. Unde planetæ dicuntur a planos grœce, quod est planum, sive error latine, non quod in se errent, sed quia ex eorum motibus fiunt diversi errores in mundo et in effectibus).

Saturnus qui est superior, obscurior et gravior et tardior aliis planetis cœlestibus, facit natum qui sub eo nascitur, fuscum in colore ex parte corporis et planum in capillis nigris et duris et caput turbidum et bene barbatum et talis homo continet subtile pectus, et habet fissuras in calcaneis figuraliter et hoc est secundum dispositionem figuralem. Secundo vero anima malus est multum perfidus et maliciosus, iratus, tristis et maligna vitus, fœtida diligens et turpia vestimenta semper induens et non est luxuriosus, et imprimis Venerem minime diligens, imo naturaliter abhorret. Unde breviter ponendum quod secundum intentionem, magistri mei in illa scientiā experti, quicumque natus furit sub Saturno habet omnes malas dispositiones corporis.

Jupiter vero stella regalis existens, pia, dulcis, et lucida, temperata et prospera, facit natum optimum quia nato sub eo dat faciem pulchram, oculos claros et barbam rotundam. Et figurat deus dentes superiores magnos et æqualiter divisos. Et dat homini colorem album rubeo permixtum in facie et facit longos capillos. Secundum *animam* vero facit natum bonum et honestum ac modestum et erit longæ vitæ, diligens honestatem, diligensque vestimenta pulchra et ornata et delectabiles sapores et odores ei placent; et erit misericors, largus, jucundus, virtuosus et verax in sermonibus, incedens honeste et multum prospicit terram.

Mars cum sit intemperatus in caliditate et siccitate secundum hoc facit natum suum rubei coloris cum quadam adustione et obscuritate, sicut videtur in his qui passi sunt a Sole et habet parvos capillos, parvos oculos, totum corpus habet curvum et grossum aliqualiter ; Secundum *animam* vero fallax, inconstans, inverecundus, irascibilis, proditor, discordia et bella seminans et superbus erit.

Sol quidem regalis stella existens lumen mundi et oculus vocatus, natum sub eo facit carnosum et faciem pulchram, et oculos magnos, colorem album cum quadam rubedine, bene barbatum et longos capillos. Secundum *animam* vero, ut quidam scribunt, facit hypocritam et malum justum in exteriori parte apparenteni et facit homines multum scientes secundum aliquos. Sed inveni aliquos dicentes quod natus sub illo planeta est regularis, religiosus, profundæ devotionis, sapiens, dives, diligens bonos, deprimens malos.

Venus est stella benevola et facit natum pulchrum et maxime oculis et supercibus carnosum, mediocris staturæ; secundum animam vere blandum, facetum eloquentem, musicalia diligentem, voluptatem, gaudium et choream desiderantem, ornatum corporis diligentem et suaviter intercedentem.

Mercurius, quem Astronomi solent assequi, et ejus radios contrahi, facit natum corpore gracilem, satis parvæ personæ, barbæ pulchræ et raræ. Secundum animam vero erit sapiens et subtilis, philosophiam diligens et studium, et erit bonorum morum et perfecti sermonis, et ille multos acquiret amicos et tamen non multum fortunatus. In eo bona consilia vigent, verax et nullius perfidiæ, expers infectibilitatis et inscius non conscius id est socius in malo.

Luna, cum sit velocis motus, facit natum vagabundum, sermone verum, nullius servitii, jucundum et mediocris staturâ, et habet inæquales oculos, scilicet unum altero majorem.

Et sciendum quod omnes stellæ et aliæ partes corporis supercœlestis illa officia divinitatis exequuntur et semper sic agunt, et sic nunquam expediuntur quantum ex parte eorum et deo fas est dicere secundum ea quæ dicta sunt, omnia inferiora a superioribus reguntur, et ideo illa, quæ divino sacrificio et bestiali imolatione et alia quæ in mundo sunt non possunt removere actionem corporum supercœlestium dantium vitam et mortem.

Voici l'analyse des autres chapitres, car le texte nous aurait conduit à des redites fastidieuses.

DES MONSTRES

Voici d'abord la définition des monstres : « Unde sciendum quod monstra sive peccata naturæ vocantur illa individua alicujus speciei, quæ in aliqua parte corporis cursum communem illius speciei excedunt sicut contingit videri in hominibus habentibus nisi unum pedem vel tantum unam manum et sic de aliis. » Quant à l'étiologie : « Notandum est autem quod istud miraculum, quod philosophi monstrum appellant, accidit *multis modis* aut enim ex

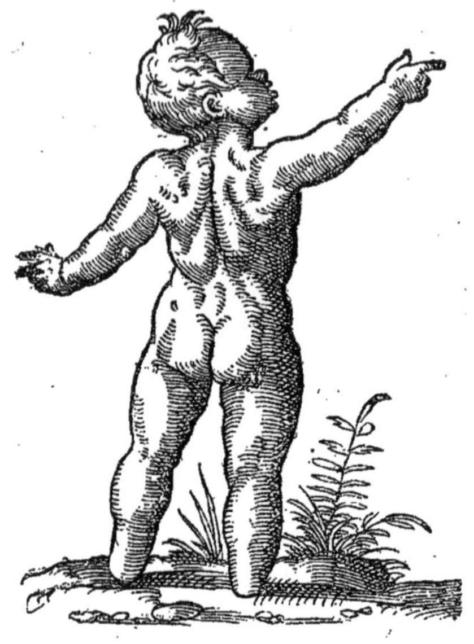

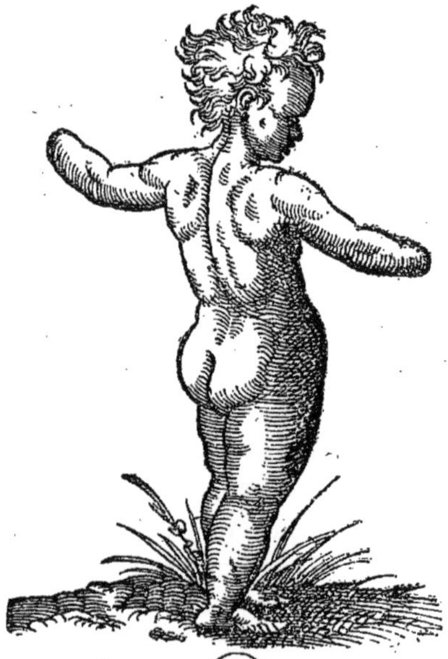

Monstres Phocomèles, d'après Rueff.

diminutione materiæ aut ex *superabundantia*. Ex diminutione vero contingit pluribus modis. Primo modo diminutio attribuitur materiæ in se, et tunc cum membra principalia primo puero debent formari et ordinari, natura sagax et ingeniosa facit ut completius potest et ea quæ sunt principalia format et istis formatis et dispositis ad formationem cœterorum membrorum studet et ibi ex materia quam habet, facit quod potest et format partem diminutam, quando diminutio est in materia et ideo contingit error, et ideo contingit caput aliquando esse majus vel minus quam natura requirat illius particularis sic generati. »

Il faut aussi accuser parfois un mauvais mélange des quatre éléments : « et ideo quod est naturæ igneæ cadit in suum simile et quod est de natura terræ cadit in suum simile et sic de aliis. »

Cette surabondance d'éléments semblables en un point unique explique les monstres à deux têtes ou à huit doigts. Parfois aussi il faut incriminer la matrice : « Est igitur notandum, quod monstruositas non solum ex parte diminutionis materiæ accipitur, vel contingit sicut jam dictum est : sed etiam aliquando ex malicia matricis, quæ si fuerit lubrica et vitiosa, vel malitiosa totum semen non retinebit, sed dispergit aliquando antequam totum semen in massam colligitur, tunc si occupatur, matrix clauditur et sic modicum seminis recipitur, a quo debet formari fœtus et illud habet speciales modos sub se qui plures sunt. » Après avoir signalé les rapports contre nature, l'auteur cite un soi-disant cas d'hermaphrodisme. « Sed in omnibus istis mirabilior est iste casus et effectus, quem Albertus recitat, de uno cui nota fuerunt duo membra libidinis, unum ex parte viri, aliud ex parte mulieris, ita quod potuit succumbere, id est subjacere et incumbere, id est active coire. Et causa hujus originaliter habitur ex surabundantia materiæ quia materia fuit principium sufficiens generandi utrumque membrum. » Enfin on doit incriminer aussi l'influence de certaines conjonctions d'astres, « in quos specialis constellatio agens imprimit speciem. » La classification des monstres et leur description est passée sous silence.

SYMPTOMES DE LA GROSSESSE

Albert le Grand a copié surtout Hippocrate dans les symptômes de la grossesse qu'il décrit de la façon suivante : « Ut tamen præsens doctrina magis complete habeatur, notanda sunt signa conceptionis in muliere quæ sunt plura ; primum est ex parte coitus. Si enim mulier quando fuerit in coitu cum viro, post coitum sentit frigus et dolorem in cruribus signum est quod concepit. Secundum signum, si mulier paucum semen emittit vel nullum, signum est quod concepit. Aliud signum si vir in coitu sentiat virgam suam attrahi et sugi quodam clausura ex parte vulvæ mulieris. Aliud signum si mulier post coitum apetit continue coitum, hoc est verum in quibusdam, quia quædam mulieres sunt, quæ magis concupiscunt, quando non concipiunt ut visum est in una quæstione.

Aliud signum si menstrua non currunt post coitum, secundum modum solitum et fit titillatio in ore matricis, signum est quod mulier concepit. Item aliud signum, si color faciei ultra modum solitum est mutatus. Unde libenter solent esse rubeæ, post conceptionem gratia caloris. Item si aliena cibaria concupiscunt, nunc terram, nunc carbones, nunc poma, nunc morea seu cerasa, signum est conceptionis. »

Dans le chapitre VIII, l'auteur donne toujours, selon Hippocrate, les moyens de reconnaître le sexe de l'enfant.

DE LA STÉRILITÉ

Le paragraphe sur les causes qui empêchent la gestation n'offre pas non plus la moindre originalité. Les raisons qui déterminent la stérilité sont dit-il très nombreuses : « De impedientis autem conceptionis nunc aliqua tangamus, quæ plura sunt, quia impedimentum quandoque contingit ex nimia humiditate matricis, quandoque ex nimia frigiditate, quandoque ex siccitate, quandoque propter nimiam pinguedinem corporis quia pinguedo circumvoluta orificio matricis ipsam constringit et non permittit semen viri intrare. »

Le mari lui aussi peut être incriminé. « Est etiam notandum quod sæpe conceptio ex parte viri impeditur, ita quod semen ejus quod emittit est nimis tenue, sicut aqua, ita quod si in matrice infunditur tunc liquiditate sua elabitur, et quandoque accidit ex frigiditate testiculorum vel siccitate et illud semen secundum doctrinam medicam ad generationem est inconveniens. »

Pour guérir la stérilité il faut faire sécher une matrice de lapin, la piler ensuite et en avaler la poussière délayée dans de l'eau : on n'oubliera pas non plus de traiter de la même façon les testicules de cet animal, puis la femme se livrera au coït avec son époux. Il sera avantageux aussi de lui conseiller de se mettre sur l'ombilic des poils de chèvre trempés dans du lait d'ânesse.

En cas d'insuccès on recourra au foie et aux testicules d'un cochon de lait, qu'on réduira en poudre et qu'on prendra avec du vin.

Qu'on se garde bien surtout de prononcer devant une femme enceinte le nom d'une chose qu'elle ne pourrait point avoir. Le désir de la posséder serait capable d'amener l'avortement. « Est etiam documentum observandum, scilicet quando aliquis sentit mulierem concepisse, non nominet in præsentia mulieris aliquid esse de variis cibariis ad quod appetitus mulieris posset inclinari, nisi ei possit libitum prosequi, quia si mulier tale postularet, sed nullo modo posset haberi, haberet occasionem abortiendi propter contrariam dispositionem appetitus. Fœtus enim sic conceptus debilis redditur et totus extinguitur. » L'auteur cite à l'appui l'histoire lamentable d'une jeune femme qui avorta ainsi parce que son entourage lui refusait une pomme crue, que la saison de l'année ne permettait pas de se procurer.

DE L'ACCOUCHEMENT

Dans le chapitre *De exitu fœtus de utero,* l'auteur traite de la sortie du fœtus : celle-ci s'effectue quand l'enfant a suffisamment développées ses trois âmes végétatives, animales et intellectuelles : En général, la sortie du fœtus se fait au neuvième mois, parfois au huitième ou au septième, mais on a vu des femmes porter leur enfant onze mois et même au delà : « tempus vero egressionis fœtus ab utero materno, ut frequentius est in nono mense, quibusdam tamen in octavo, quibusdam in decimo et undecimo et etiam ultra. » Mais la grossesse peut durer beaucoup moins et alors on dit qu'il y a avortement dont les causes sont multiples : criminelles, pathologiques ou accidentelles. Les excès de coït, les danses immodérées, l'action de la *foudre* empêchent bien souvent le fœtus d'arriver à terme : Albert le Grand insiste beaucoup sur la foudre comme cause d'avortement; le mécanisme d'après lequel elle agit tient partie à la peur, partie aussi à l'éclair qui pénètre dans l'intérieur de la matrice et consume le fœtus : « Est enim vapor ille fortissimus. »

L'enfant ne se présente pas toujours d'une manière convenable. « Ubi sciendum quod in quibusdam mulieribus est major dolor quam in aliis quia in quibusdam accedit quod fœtus quandoque prætendit manum et quandoque pedem quæ omnia sunt nociva. Tum obstetrices fœtum diligenter retinent et ex illo generatur maximus dolor. »

ROGER DE PARME

L'ouvrage suivant que nous avons à étudier est celui de Roger de Parme, qui a parlé d'une façon fort sommaire il est vrai, des difficultés que peut présenter le travail. La lecture du paragraphe qu'il a consacré à ce sujet prouve surabondamment que l'auteur là comme ailleurs s'est inspiré des doctrines de l'école Salernitaine, parmi les maîtres de laquelle Renzi l'a du reste rangé. Quels que soient les reproches que l'on puisse adresser à Roger de Parme, il a eu du moins le mérite de ne pas oublier complètement une des branches importantes de la médecine, ce qu'ont eu le tort de faire Roland de Parme, Bruno de Langoburgo, Théodorie, Guillaume de Sallicet.

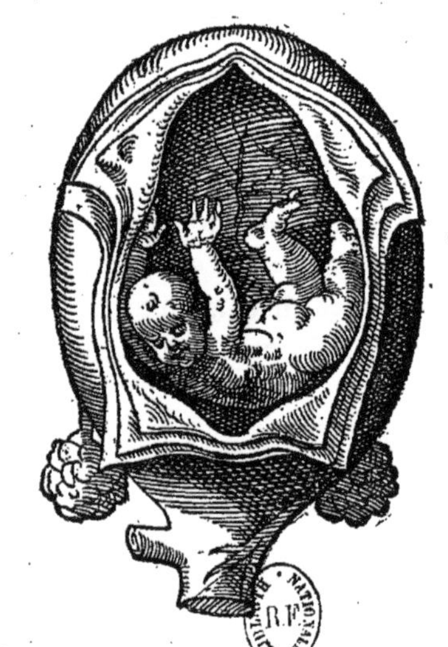

Présentation du ventre d'après Rhodion

Lanfrane de Milan, qui passent entièrement sous silence la dystocie et la rétention du placenta.

DE DIFFICULTATE PARTUS

(*Tractatus primus, caput LXIX de la chirurgie de Roger de Parme*).

Difficultas partus fit ergo quandoque ex debilitate matricis; quandoque ex innaturali egressu : quandoque ex magnitudine fœtus ; quandoque ex matrice nequeunte expellere fœtum; quandoque ex opilatione, quandoque ex fœtu mortificatione. Si sit ex inaturali egressu cognoscitur per prima emissione manuum vel pedum. Si autem ex magnitudine fœtus cognoscitur per nimia ventris inflatione. Et etiam obstetricis judicio cognoscitur : potest etiam fieri fœtus hydropicus in utero materno sicut extra. Ex debilitate matricis potest fieri in mulieribus quæ concipiunt in ætate aut hieme et quoque a longa ægritudine antecedente. Si autem fit ex opilatione, quodque fit ex pinguetudine opilante iterum matricis orificii : quodque fit quoque ex grosso sanguine melancholico. Si autem fiat ex pinguetudine cognoscitur ex repleta humiditate toto corporis. Si ex sanguine melancholico cognoscitur natura mensium. Si fiat ex mortificatione fœtus hæc sunt signa : primum : mater non sentit motus fœtus; secundum : siccus et turbatus fit os mulieris; tertium : circa annum sunt dolores ; quartum : discoloratio faciei et totius corporis; quintum : prostratio appetitus; sextum: Virgilarium instantia; septimum : continua stranguria, et tenesmum, dolor in pectore quod fit totum ex opressione facta a fœtus circa partes inferiores. Si ergo fit ex innaturali egressione, cum manu obstetricis reponatur et ponatur mulier in balneo ex aqua decoctionis malvæ, violæ fœnugræci, lini, absinthæ, artemisiæ. Sequens balneum fiat inunctio ab umbilico usque ad muliebria cum butyro dialthea et diarogon quod habet trahit fœtum mortuum ; Secundina extrahetur sed non diu ibi moretur, nam ut dixit auctor per longam moram matricem educit. Item provocetur sternutatio communi ex curâ. Item per loca descendet declivia et si non potest a duobus vel tribus sustinetur. Item dum movet puer si syncopyzet mulier apponentur aromata naribus et fiant confricationes mordicantes circa externa manuum et pedum et similia.

DE SECUNDINA

(Roger de Parme, *Tractatus primus*, *caput LXX, p. 222 de l'édition de Venise, (incunable de la Faculté de médecine de Paris)*.

Secundina primò loco generatur ex utroque spermate et sanguine menstruali et est quædam pellicula quæ obvolvit ipsum coagulum, et ligatur fundo matricis et crescit cum coagulo de maturitate secundinæ velamentum fœtus attingit. Sed quum debilitatur mulier ex longo jejunio ex ira vel casu vel percussione aut ex fluxu ventris hæc sunt causæ mortis fœtus et mater non potest se exonerare a secundina; fœtus exit sed remanet secundina cujus de retentione non minus periclitat mater quam de retentione fœtus mortuus. Fiant suffumigationes cum ungulis et cornibus capræ partes sub carbunculis quod movet matricem ad expellationem. Item fiat balneum usque ad umbilicum cum decoctione artemisiæ fœnugræci, absinthæ, calamenti, origgani et suaviter deprimetur amary cum manu a superioribus descendente ad inferiores. Exeunti mulieri e balneo detur mixtura mitridati. Item potetur succus verbenæ tepidus et postea potest exire secundina; et item fiat sternutatio ut jam dictum est in difficultate pariendi.

CHAPITRE IV

GORDON DE MONTPELLIER — JEAN DE GADDESDEN
GUY DE CHAULIAC

L'état de l'obstétrique reste encore bien précaire pendant le XIVe siècle. Cependant les compilations sont déjà plus savantes et c'est avec un véritable plaisir que nous avons lu dans le *Corpus lilium medicinæ* (particule VI, chapitres XVI et XVII) le paragraphe consacré à l'obstétrique. Ce n'est pas que Gordon, l'auteur de ce livre, ait su toujours se préserver des erreurs de son temps. Il a eu au contraire le tort de s'étendre beaucoup trop complaisamment sur les théories *astrologiques* dont Albert le Grand nous a fourni un exposé si complet et si absurde. Il a trop de confiance aussi dans les médicaments dits expulsifs (il ne faut pas oublier que c'est un médecin qui écrit). Mais sa compilation toute sommaire qu'elle soit est très savante, très lucide. Il a mis habilement à contribution les Anciens et les Arabes et il ne néglige pas complètement l'intervention manuelle, comme l'avaient fait beaucoup de ses prédécesseurs, notamment Constantin l'Africain.

Gordon admet trois sortes d'accouchements :

1° L'accouchement naturel où l'enfant vient à terme, se présente par la tête, et n'offre aucune procidence de membres ;

2° L'accouchement difficile où l'enfant, tout en se présentant bien, ne peut pas passer pour une raison ou une autre ;

3° L'accouchement contre nature où la présentation est autre que la tête. (Gordon n'a pas su faire pour les pieds la restriction d'Avicennes qui regarde cette variété d'accouchement comme presque aussi naturelle que celle de la tête).

Le travail est laborieux pour une infinité de causes. Après avoir cité l'influence des saisons à laquelle on croyait encore beaucoup, l'auteur rappelle que la sage-femme est souvent la principale coupable, quand elle ne sait pas son métier (cela devait arriver souvent du temps qu'il écrivait). Les brides vulvaires de nature circatricielle peuvent faire obstacle à la sortie de la tête, jusqu'à ce qu'on les ait sectionnées avec le bistouri. Certains périnées résistent aussi beaucoup plus que d'autres. Parfois une affection du voisinage vient gêner l'accouchement. Dans certains cas on doit incriminer une constipation opiniâtre et alors il faut donner un lavement. Les accouchements avant terme se font aussi moins bien que les autres. Les femmes trop jeunes ont également plus de difficultés à vaincre que les adultes.

Le fœtus parfois est trop grand ou trop gros, ou si débile qu'il ne peut s'échapper de la matrice. Quand il est mort la matrice est obligée de faire tout le travail ; la tête est aussi quelquefois d'un volume exagéré. Les accouchements gémellaires sont dangereux parce que les membres ou les têtes peuvent s'entremêler. La santé de la femme est également à considérer. Celles qui sont débiles, gonflées, obèses ont un travail plus pénible. Pas un mot naturellement des bassins viciés. Le manque d'autopsies et la rareté peut-être du rachitisme dans les pays chauds n'avaient pas encore permis aux médecins de tourner leur attention de ce côté. Si l'enfant se présente mal il faudra réduire les membres qui font procidence, de telle sorte que plus tard il s'offre bien, c'est-à-dire la tête la première. Dans le cas de rétention du placenta on ira à la recherche du délivre qu'on retirera sans brutalité de l'utérus si les médicaments expulsifs ne réussissent pas. Gordon a enfin assez bien décrit les symptômes de la môle.

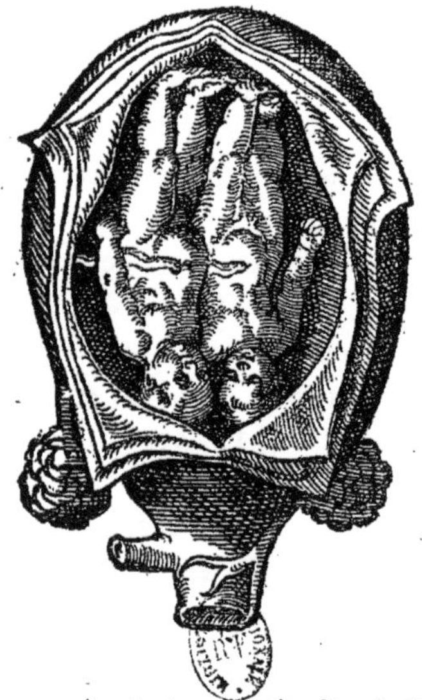

Jumeaux se présentant par la tête d'après Rhodion

DE DIFFICULTATE PARTUS

(Gordon, *Corpus lilium medicinæ particula VII, caput XVII, p. 639 de l'édition de Lyon de 1551*).

Partus quidam est naturalis, quidam innaturalis et quidam difficilis et de isto intendimus principaliter.

Partus naturalis est qui est in fine septimi mensis aut decimi aut noni ut *plurimum*. et debet caput prius exire et debet tenere faciem versus terram. Deinde debet egredi collum, deinde et debet brachia tenere extensa supra *latera*.

Partus autem innaturalis est quando exit resupinus aut *primo* exeunt *pedes*, aut *manus*, aut latera.

Partus autem difficilis est, quando non potest exire, laborat mater et angustiatur, moratur in illo labore et anxietate longo tempore.

Si autem partus est laboriosus et difficilis, hoc est, aut propter causas extrinsecas, aut propter intrinsecas. Si propter extrinsecas, sicut est nimia caliditas aut frigiditas, aut quia *obstetrix* est *indocta* aut quia fuit vulnerata in orificio matricis exterius et facta est ibi cicatrix et durities, et cum venit ad partum, illud non est bene dilatabile, aut quia partus est ante tempus naturale, aut quia mater patitur aliquam ægritudinem circa ventrem, aut quia est multum constipata.

Si autem fuerit propter causas intrinsecas, hoc est quia puella concepit ante tempus pubescentiæ et habet adhuc meatus strictos, aut quia est pinguis et habet orificium oppilatum : aut quia mulier est nimis delicata et pavida : aut quia fœtus est nimis grossus et magnus, aut quia est nimis tenuis, parvus et debilis et non potest se juvare, aut quia est mortuus, aut quia caput est nimis magnum, aut quia duo capita, aut duo gemelli, aut quia partus est innaturalis et ante tempus naturale, aut quia nimis est dura, aut propter ægritudines matricis aut quia matrix est parva naturaliter et corrugata, aut quia matrix est sicca sive lenita.

Si autem matrix est fortis et causæ primitivæ aliæ non apparent, tunc est signum, quod partus est difficilis propter secundinam. Si autem fuerit propter fœtum mortuum, tunc est magnus dolor circa umbilicum, lenta discoloratio faciei, fætidus anhelitus et ascensus vaporum horribilium ad superiora, immobilitas ventris, instantia vigiliarum, et alia omnia possunt cognosci per indicia.

Quando dolor declinat versus inferiora et anhilitus est bonus, partus erit facilis. Masculus cum minori labore egreditur quam fæmina. Mulieres pingues magis laborant in partu quam mascilentes.

Cum appropinquat tempus partus balneetur; in aqua versandæ sunt malva nomal. viol. chamon. meliloti, postea unguatur cum oleo sisamineo, oleo amygd. dulce et pinguedine gallinæ. Deinde incedat per loca declivia et

5

cum magis appropinquat ad partum, sumat cibum in parva quantitate, sed multi nutrimenti, sicut est brodium gallinæ pinguis et sumat vinum odoriferum. Deinde cum magis approximatur et rumpitur tota prima et incipit exire quædam aquositas, tunc attrahet anhelitum cum fortitudine et ita impellet fortiter versus inferiora quia talis impulsio est magni juvamenti. Eligatur obstetrix habens manum gracilem et digitos longos, dilatet orificium matrix suaviter cum ungulis et intromittatur ; illud pessarium, reddit partum facilem et sine timore abortus R. hysopi, lilii, origani calamenti ana § 2 terebinth § 1, conquassentur et involvantur in lana, fiat pessarium.

Deinde suffumigetur cum aliqua muscata et cum ista præcesserint et adhuc est partus difficilis, fiat sternutatio et comprimat se fortiter. Et si mulier est pinguis, jaceat supra ventrem. Si autem fuerit propter constipationem, fiat clysterus.

Si propter cicatricem non est via nisi cum instrumento chirurgico cicatrix aperiatur. Si propter partum *innaturalem*, *reperiatur* intus suaviter vel pedes, vel manus donec veniat secundum naturam. Si propter fœtum mortuum, balneatur in aqua ubi sit pulegium regale, arthemisia, origanum calamentum et fiant ea quæ dicta sunt in capitulo præcedenti aborsu. Et si propter ægritudines, aut propter causas primitivas notas, reducatur ad temperamentum per contraria et curetur sicut dicitur in locis suis.

Intelligendum quod ista confectio reddit partum facile.

R myrrhæ, castorei, styracis, calamentæ cinamoni savinæ ana § 2 pars zuc quod sufficiat, fiat electuarium. Vel conficiatur cum melle capil. reddunt partum facilem. Et dicitur quod sic colligatur ægrimonia cum oratione dominica et ligetur in coxa mulieris laborantis in partu, ita quod radix sit versus superiora statim expellitur fœtus. Ideo oportet habere cautelam quod statim removeatur post partum, quoniam aliter matrix descenderet ad inferiora. Qualiter autem et quomodo baccalarius postea genitus debeat regi, hoc dicemus cum per Dei gratiam tractabimus regimen sanitatis.

Intelligendum quod mulieres pingues pariunt cum difficultate et quia sunt oppilatæ et constrictæ, et quia parum habent de calore et spiritu ; ideo quia virtus debilis fœtum bono modo expellere non possunt. Secundo notandum quod natus in septimo mense bene potest vivere quia septem planetæ jam ibi operati sunt, in octavo autem non, quia debilis videtur postquam in septimo mense non oritur, quia oportet expectare usque ad nonum et potissime, quia iterum incipit dominari. Saturnus n VIII sicut fecit in primo, et quia Saturnus immobilitat et inducit quietem cum sit planetes frigidus et sic ideo si moveatur contra indicationem ortis movetur et videtur motus symptomaticus non naturalis quare vivere non potest.

In nono autem incipit regnare Jupiter qui est planeta benevolus ; ideo vivere potest cum etiam sit fortificatus ; tertio intelligendum quod baccalarius noviter natus statim flet et clamat propter subitam mutationem ad aerem frigidum et si sternutet bonum est, qui fortitudo virtutis significatur. Quarto notandum, quod mulieres, quæ consueverunt parere facilius pariunt quam quæ non consueverunt. Juxta illud. Assueti assuetos ferre labores, etc. Et propter aliquod scilicet propter latitudinem meatuum nisi forte aliquod supervenerit impedimentum, sicut est strictura meatuum propter aliquas occasiones, aut nimia fœtus magnitudo et similia. Quinto notandum quod licet aromatica naribus apposita attrahent matricem ad superiora, tamen quando est ibi fœtus non potest, sed confortant aromatica naribus apposita reddunt partum facilem virtutem confortando. Ultimo notandum, quod si quæretur in quo tempore partus fit facilior duo quod in vere propter fortitudinem virtutis et si docetur quod in æstate et æstus est facilior propter raritatem et meatuum latitudinem, duo quod non sufficit, quia virtus deficit exhalando illo.

DE RETENTIONE SECUNDINÆ

(*Gordon, p. 641*).

Retentio secundinæ inducit multa nocumenta propter vapores et fumos retentos, qui aliquando ascendunt caput, aliquando ad cor, aliquando inducunt dolorem in toto ventre. Retinetur autem propter debilitatem virtutis expulsivæ. Aut quia sane menstruis retinetur in multa quantitate, aut quia peccatus generatum est in matrice quod appellatur frater lombardorum de quo faciemus mentionem.

In primis igitur provocetur vomitus. Secundo sternutatio, tertio retineatur anhelitus, quarto potetur succus porri et simile sicut est anisum, quinto. suffumigatur cum semine porri, aut arthemisia sacina origanum herba perforata mapi, stercore ovino sicco, stercore columbino aut cum oculis piscis falsi aut unguibus equorum, aut absinth. cum spolio serpentis et quod circumcingatur cum aristholoch aut pasturtio et ficubus sic. Et ex nominatis potest fieri bonum emplastrum et ille emplastrum ligetur supra coxas. *Sexto* obstetrix inungat manum suam in oleo de lilio et intromittat in matricem si manus est parva et paulatim sine violentia extrahatur. Septimo supponantur ea quæ faciunt aborsum. Octavo si ex his omnibus haberi non potest dimittatur, quia post aliquos dies natura confortabitur et expellet eam aut quasi integram, aut quia conversam in aquositatem. Ultimo confortemus matricem cum cibis laudabilibus et cum electuaris aromaticis, sicut est danthos cum musco potio muscata et similia.

Intelligendum quod vomitus valet in expulsione secundinæ, licet moveatur ad superiora, pro tanto quia est angustiosus et quia suscitat virtutem expulsivam partuum inferiorum, qua suscitata expellit nociva.

Secundo intelligendum secundum Constantinum, quod secundina et alii panniculi generati sunt antequam ibi veniat sanguis menstruus. Et seminibus igitur generatur secundina, et licet caro generetur ex sanguine, quæ magis est necessaria conservationi fœtus; ideo natura voluit secundinam ex seminibus fabricare.

Tertio notandum, quod sapientes anatomici ponunt quod fœtus involvitur quondam panniculo ubi recipiuntur superfluitates secundi digestionis, sicut est urina et est alter panniculus qui recipit superfluitates tertias, sicut est sudor : tunc quæritur quare non est alter qui recipiat superfluitates primæ digestionis, quæ sunt stercora cum digestio prima præcedat. Dico quod in hoc casu non præcedit, quia fœtus non recipit nutrimentum per stomachum sed per umbilicum, unde ab hepate matris delegatur sanguis purus usque ad hepar fœtus mediante umbilico et inde nutritus. Et quia sanguis purus non habet superfluitates grossas, ideo non sunt ibi feces, quare non fuit ibi tertius panniculus. Alii autem superfluitates sunt calidæ parvæ ; ideo bene possunt conservari usque ad tempus nativitatis. Ultimo notandum, quod sternutatio, vomitus, applicatio odorum et similium juvat ad expellandum secundinam et si aliquo modo faciunt descendere matricem tamen majus est juvamentum.

DE MOLA MATRICIS, CAP. XVIII

Mola est quoddam frustrum carnis enormis et quasi sine figura, et vocatur apud quosdam peccatus. Alii autem vocant fratrem lumbardorum Alii autem arpiam, de nominibus tamen nulla est contentio.

Generatur autem mola quum multitudo seminis calidi currit ad matricem cum carentia seminis virilis, ideo non potest generari embryo, sed generatur quidam globus enormis, et credunt mulieres esse impregantes cum non sint.

Mola autem assimilatur impregnationi propter multa. Primo quia menstrua retinentur. Secundo quia venter est tumidus sicut si esset embryo, mamillæ indurantur, cadit appetitus, et discoloratur mulier.

Signa autem distinctiva sunt ista, quoniam motus non est ordinatus, nec periodalis in mola, nec movetur de latere ad latus nisi cum compressione, venter est durior quam in conceptu naturali, pedes sunt molles valde. In conceptu autem embryonis nullum istorum est.

Mola universaliter est curationis : aliquando autem stabilis per quatuor annos aliquando autem usque ad finem vitæ, et non recipit curationem : aliquando autem egreditur quoddam frustrum caro enormis, aliquando sanguis multus aut ventositates multæ.

In primis vitet exercitium, dormiat supra dorsum cum elevatione crurum et coxarum, provocet vomitum. Deinde si particularia conveniant, fiat phlebotomia. Deinde pharmacia, postea utatur diureticis et apponantur ea quæ provocant aborsum. Vitet omnia indigestibilia et omnia quæ generant ventositatem : balneatur et stuphetur in aqua decoctionis malvarum et similium mollificantium. Si ex his non curetur, utatur tali sirupo.

2 Arthemisiæ savinæ, utriusque talamenti, leviati, betoni, germandreæ

ana § 2. Anisi, squinanceæ spicæ, spicæ menthæ, calami, aromati cyperiana § 4. melliceri libri fiat syrupum et purgetur cum thedoricon.

Deinde fiat stupha ut ponatur ibi ea quæ ponuntur in syrupo, et balneatur in eisdem. Deinde si ista non valent, inungat obstetrix digitum in oleo petroleo et concutiat os matricis. Deinde suffumigitur cum myrrha, castoreo, et elleboro et si ex his non curetur, teneatur totus ordo procurandi aborsum, et si ista non valeant, requiescat in pace.

Intelligendum quod vermes, reptilia, arpia, et frater lumbardorum possunt generari in matrice, sed vermes raro, quia in intestinis generantur ex superfluitate multum immundo, rarissime autem in matrice. Sed aliquod enorme quod potest appellari mola seu arpia bene potest generari ex semine mulieris corrupto et ex carentia spermatis viri et ex calliditate innaturali, naturale tamen corpori generato, frequentius ut dicitur generatur in mulieribus Lombardiæ, aut quia magis laborant quia magis sunt subjectæ, aut propter corruptionem nutrimenti sicut in Apulia, quia dicitur communiter quod Italici pessime vivant sicut ex fructibus et herbis, sed bene induuntur. De augmento autem umbilici, varicibus, gibositate, et similibus non curo his apponere, aut quia raro accidit, aut quia forte non recipiunt curationem, aut quia restauratoribus derelinquo, et forte de omnibus istis faciam unum capitulum breve.

JEAN DE GADDESDEN

Jean de Gaddesden ne mérite pas les mêmes éloges que Gordon. Ce n'est pas que le paragraphe qu'il a consacré à l'obstétrique ne soit pas suffisamment long. Il a écrit au contraire là-dessus plus de pages que bien des auteurs qui l'ont précédé ! Mais on peut dire néanmoins hardiment que les passages auxquels nous faisons allusion sont loin d'être la meilleure partie de son ouvrage, d'ailleurs estimable. Il manque d'esprit critique à un plus haut degré que Gordon et insiste d'une façon impatientante sur des vétilles. Ainsi, il assure sérieusement que la femme qui porte dans son sein un garçon meut plus rapidement le pied droit que le pied gauche. Mais il est curieux de le consulter à cause même de ce travers et d'ailleurs sa lecture s'impose à ceux qui veulent connaître l'état de l'obstétrique en Angleterre à l'époque où il vivait. Il faut reconnaître enfin que les détails qu'il donne ne sont pas tous sans valeur, tels les maux de tête que la femme éprouve pendant sa grossesse.

DE SIGNIS IMPREGNATIONIS

(Jean de Gaddesden, *Rosa anglica practica medicinæ a capite ad pedes. Livre VI, page 82, édition de Venise, 1515*).

Signa impregnationis sunt ista. Si collum matricis sit calidum. Si hiems fuerit in æquali calore non concepit. Item si impregnata fuerit oculi ejus sint fusci, et facies ipsarum denigratur. Semper desiderat (mulier) res diversificandas. Et item in oculis minuitur albugo. Et item si pulsus fuerit velox in brachiis et in furcula sub gutture similiter tunc pregnans est; et si sit remota a febre. Et si velocitas (pulsus) sit in dextro brachio, indicat masculum: et si in sinistro significat fæminas. Item si mulier concepit, tunc sentit quamdam horripilationem versus pudibunda et versus umbilicum et venter gracilatur et semen retinetur, et menstrua cessant et diminuitur appetitus. Coitus in primo constringitur orificium matricis interius, ita ut acus penetrare non possit, et virga remanet sicca post coitum. Deinde incipiunt mamillæ grossari et habent mulieres dolores capitis et color minuitur. Item parte (du côté) urinæ. Si urina appareat in principio colorata et post discolorata signum est conceptus. Item si grana ascendant et descendant in urina et rotundum apparet in medio tanquam bombax, vel cotum carminatum vel lana carminata, signum est conceptus... Item per experimenta possumus scire an concepit mulier; de nocte, quando vult ire dormitum meliceratum accipiat cum aqua pluviali. Si tortiones sentiat, prægnans est. Item suffumigetur mulier cum aromatibus et si sentit fumum ad intus prægnans est. Item accipiat mulier et masticat alium ante somnium et si post somnium sentit saporem alii in ore prægnans non est, et si non sentit prægnans.

Signa *masculinitatis* sunt: mulier quæ concepit masculum ut plurimum est melius colorata et velocior in motibus suis et levior et melius appetit et dexter oculus est magis mobilis et mamilla dextra citius incipit ingrossari et pupilla nitificari. Et tumor ventris in dextra parte citius movetur. Et quando mulier se movit, citius movit pedem dextrum quam sinistrum, cum masculus puer est niger in parte dextra, etc.

AVORTEMENT (p. 83)

Aborsus extrinsecæ causæ sunt ut coitus nimius super impregnationes et casus et saltus retro seu tonitruum percussio fortis venti septentrionalis accidentia ira, tristitia, timor. Aut fecit (medicus) phlebotomiam aut habuit menstrua (mulier) aut valde extenuata est. Aut semen viri fuit exigua, aut fluxus ventris, aut accepit (mulier) medicinas laxativas aut vomitivas aut provocantes menstrua, aut propter apostema, aut propter omnia fortiter commoventia.

Causæ *intrinsecæ* sunt ventositates aut humores, aut debilitas matricis. Ista eadem modificant fœtum et carentia nutrimenti.

Signa aborsus sunt quando ventositates veniant in tribus primis mensibus et tribus ultimis: et tunc sunt ligamenta debilia. In tribus primis mensibus et tribus ultimis; et tunc sunt ligamenta debilia in tribus primis mensibus propter teneritatem, in tribus ultimis propter maturitatem et fœtus siccus est ut fructus in arbore et illa ligamenta sunt cotyledones, et propter humiditatem currentem a matrice tunc fit aborsus in tribus primis mensibus et propter debilitatem in tribus ultimis mensibus.

Signa igitur sunt fluxus menstruorum. Donec mamillæ non gracilantur non oportet timere lac nisi subito veniret. Et si dextra mamilla gracilatur masculus abortiet et si sinistra fæmina.

Signa fœtus mortui in utero sunt dolor circa umbilicum, mulier timet ex omni causa matricis et ventri est frigiditas: minutus appetitus, fœtus non magis se movet ut antea : forte præcessit ægritudo acuter cum terribilitate accidentium, emissione renum fœtidarum. Oculus prægnantis gracilatur ; albumina oculorum sunt fixa, nares frigidæ et aures. Labia sunt rubea rubore vergente venter assimilatur ventri hydropici et sunt in ventre ventositates ad modum sarcinæ.

Pour éviter tous ces accidents, la femme doit être saignée si elle est pléthorique ; Gaddesden recommande ensuite la casse dans le cas d'humidité de la matrice, le zedoaire, la cardamone, les fumigations avec l'ambre oriental, etc. Dans le cas de rétention des secondines, cet auteur ordonne les mêmes remèdes que les écrivains précédents, notamment la corne du sabot de cheval ou d'âne qu'on fait brûler sur des charbons, de façon que les vapeurs pénètrent dans la matrice, etc.

MOLE.

Gaddesden dit aussi quelques mots sur la *Môle,* « quæ est globus enormis et deformis generatus in matrice » ; ce qui l'engendre est le peu d'abondance de la semence mâle, qui n'arrive point faute de matériaux à former l'embryon. Voici ses symptômes : « Signa sunt durities ventris et major magnificatio et repentina in impregnatione inordinata interdum perseverans et interdum recedens ; mamillarum mollities et gracilitas et dolor in ventre. Et non movetur a loco suo omnino nisi post vehementes impressiones. In vera impregnatione est contraria et sentitur motus et aliquando mamillæ indurantur. Ita cadit appetitus et discoloratur mulier. Signa distinctiva sunt quia motus in mola non est ordinatus nec periodicalis nec movetur in latere nisi comprimatus. Venter est durior quam in conceptu naturali; et aliquando inflatur mulier ac si esset hydropica. »

Leur traitement est difficile, dit Gaddesden, quand l'affection est récente, impossible quand le mal est ancien. L'auteur n'indique que des moyens médicaux : la rue, la cinamone, l'anis quand la môle est causée par une altération des ventosités ; l'absinthe, l'armoise, le calament, etc., quand la maladie est due à une rétention des menstrues. Il n'oublie pas de recommander la saignée, le moyen héroïque quand le praticien ne savait plus que faire. Le bain additionné d'une décoction d'absinthe, de calament, etc , peut rendre aussi des services; au sortir de ce bain, elle se frictionnera le ventre et les parties génitales avec l'huile de pétrole, etc.

GUY DE CHAULIAC

Nous avons eu une déception avec cet auteur. En effet Guy de Chauliac n'a écrit que quelques pages sur l'art des accouchements et la raison qu'il donne d'être aussi bref, c'est que l'obstétrique n'est guère du ressort du chirurgien. L'auteur s'est surtout inspiré d'Avicennes, qu'il s'est contenté de résumer. Il y a un chapitre sur la façon de « tirer hors l'enfant », un autre sur l'extraction de l'arrière-faix, et un dernier sur « la Môle ou masse de chair en la matrice. » Ainsi que les Hippocratiques, Guy de Chauliac n'admet qu'une présentation naturelle, celle de la tête, et si l'enfant ne se présente pas naturellement, il faut s'arranger à rétablir les choses en état ; mais quant à la façon de s'y prendre, l'auteur ne daigne pas en dire le moindre mot. Nous croyons devoir donner ici les passages auxquels nous faisons allusion, non pas à cause de leur valeur propre,

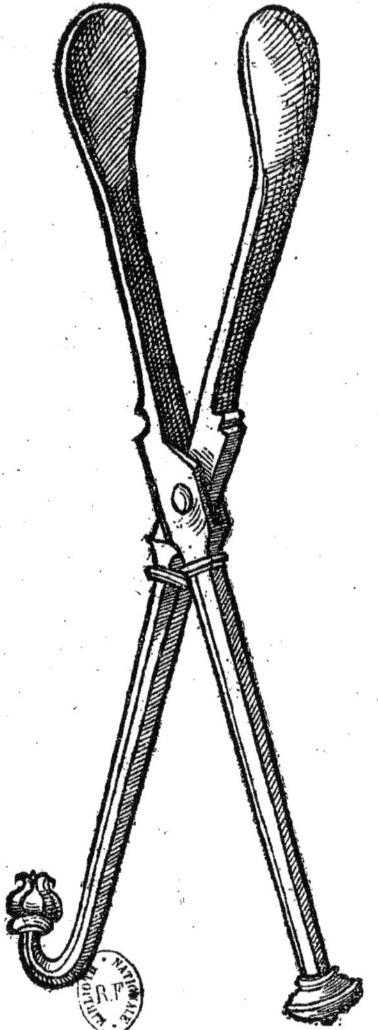

Pince dystocique d'après Rueff

mais parce que Guy de Chauliac ayant joui d'une influence très grande, ceux-ci par cela même prennent de l'importance.

EXTRACTION DE L'ENFANT

L'enfant sort naturellement sur sa tête, sa face tournée vers terre. Toute autre sortie est contre nature et difficile. L'enfantement aussi est difficile à cause de la pluralité des enfants, car quelquefois, il y en a deux et selon Avicennes cinq ou davantage ; et selon Albucasis plus de sept, savoir est dix, comme il dit. Et d'autant que cette affaire est *exercée par les femmes, le plus souvent, il ne s'y faut guère arrêter.*

Toutefois, il convient bien avertir les sages-femmes que si la forme de la sortie est naturelle et difficile, ces parties là soient ramollies par fomentations et onctions émollitives. Et que la femme s'y aide par épreinte, et rétention de son haleine, et provocation d'éternument avec poudre de poivre, ou d'euphorbe, et semblables. Le touchormarien (cyclamen) et l'agrimoine liés à la cuisse rendent aisé l'enfantement, comme disent les experts.

Mais si la sortie est en forme due et naturelle, qu'on la réduise à la naturelle, de tout son pouvoir, en élevant les cuisses de la femme.

Et si par fortune l'enfant était mort (ce que l'on connaîtra par l'amoindrissement des mamelles, et que l'enfant ne se meut point, qui se mouvait auparavant et par la froideur du ventre, par la puanteur de l'haleine, par l'enfoncement des yeux et la mortification des lèvres et de tout le visage, par l'enflure du ventre, et de ce que quelques maladies aiguës, ou chute, ou coup ont précédé) alors donc la sage-femme doit essayer ayant ses mains ointes, et ces lieux étant amollis, avec des rémollitifs fomentés et ramollis par provocations d'éternuments et médecines qui excitent l'avortement (comme est le castorrum est la myrrhe avec la rue et semblables) si elle le pourra tirer dehors. Sinon qu'on y mette l'instrument dit *speculum*, fait avec une vis de pression et qu'on ouvre la matrice tant qu'il sera possible. Et que puis on le tire avec les mains, crochets et tenailles, entier ou en pièces, et qu'il n'y demeure point.

Combien que Albucasis dise avoir vu une femme qui fut engrossie sur un enfant mort délaissé, et qu'après un long temps les os sortirent par un apostème du nombril et qu'elle vécut ainsi longuement, toutefois la cautelle est, que si en la tête de l'enfant mort, ou en la poitrine, ou au ventre, ou en l'arrière-faix, y a de l'eau, qui de sa tumeur empêche la sortie, elle soit coupée des ongles ou d'un spatrime et l'eau en soit tirée et ainsi l'enfant sortira mieux.

S'il advenait que le femme fût morte (ce que l'on connaîtra par les signes dits auparavants en traitant des morts) et on se doute que l'enfant soit vif, parce que l'ordonnance du Roi défend d'enterrer la femme enceinte jusqu'à tant que l'enfant en soit dehors, en tenant la bouche de la femme et la matrice ouverte (comme les femmes veulent), la femme soit ouverte avec un rasoir de long à côté gauche d'autant que cette partie là est plus libre que la dextre à cause du foie, et y mettant les doigts l'enfant en soit retiré. Ainsi fut tiré hors Jules César, comme on lit les histoires des Romains (d'après un récit tronqué de Pline).

EXTRACTION DE L'ARRIÈRE-FAIX

Quand le lit ou arrière-faix est retenu bas, suivant Rhases et Albucasis, il faut que tu commandes à la malade qu'elle s'aide en éternuant, et retenant son haleine sur sa bouche et son nez. Et s'il ne sort point, la matrice soit fumigée avec un embout, de la décoction de calament, rue, centaurée, camomille, aneth, casse ligneux et semblables, qu'on excite l'éternument, et soient donnés les provocatifs à l'avortement. Et s'il ne sort point encore, que l'on commande à la sage-femme qu'elle plonge sa main dans l'huile de sézame ou dans le mucilage de guimauve et qu'elle la mette dans la matrice, et le prenne doucement. S'il est attaché, qu'on en tire ce qu'on pourra tirer, et le demeurant soit curé avec des remolli-

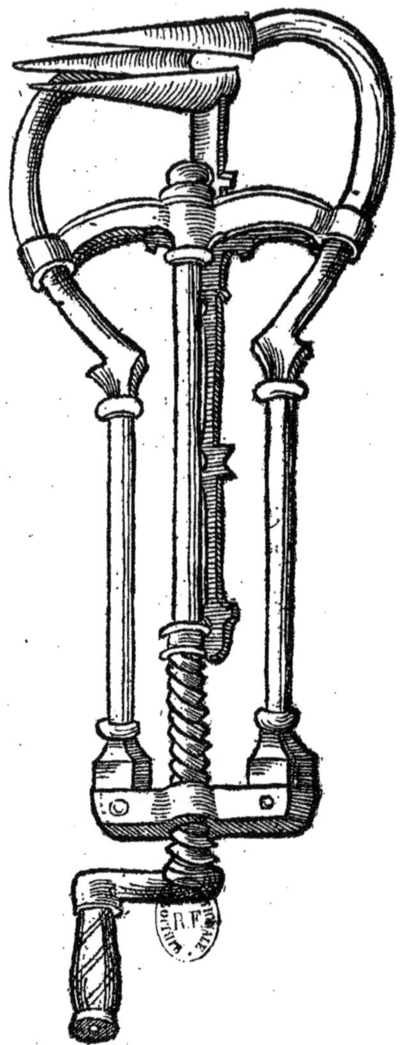

Speculum dilatateur du col d'après Rueff

tifs, comme est Ragelur de l'onguent basilicum, car il le pourrira dans quelques jours et sortira ainsi.

DE LA MOLE OU MASSE DE CHAIR EN LA MATRICE

Mole est une pièce de chair engendrée en la matrice. Elle s'engendre en deux façons, comme dit Avicennes. L'une de la multitude des matières versées par véhémente chaleur. L'autre façon est au coït, quand la matrice comprend l'eau de la femme et l'étend avec le tassement, et à défaut de la vertu masculine, elle ne conçoit pas, ains engendre cette chair-là.

Son signe est qu'elle n'a point de mouvement par soi comme l'enfant et la femme a ses extrémités molles, et le terme d'enfanter est passé.

On la guérit par remollitifs, esternutatifs et provocatifs d'avortement avec pessaires et autres instruments et opérations parlesquelles on tire l'arrière-faix.

CHAPITRE V

CONSIDÉRATIONS GÉNÉRALES — BERTRUCCIO
PIERRE DE LA CERLATA — FRANÇOIS DE PRÉMONT

Les auteurs de la période que nous allons étudier font preuve non seulement d'une érudition étendue, comme ceux de l'époque précédente, mais encore d'une certaine originalité. Ils ne se contentent plus de citer les anciens, de rapporter l'avis d'Avicennes, de Rhazes, ou d'Albucasis, ils racontent aussi ce que leur a appris leur expérience personnelle. L'activité littéraire et artistique si merveilleuse qu'on remarquait en ce moment en Italie, semble s'étendre aussi sur les différentes branches de la médecine. Il semble que les esprits qui la cultivent soient devenus plus alertes, moins passifs, moins routiniers. Bien entendu, il ne faut point exagérer l'importance de ce mouvement et ne point s'illusionner sur le pouvoir immense que conservaient encore les idées traditionnelles que nous avons exposées dans les chapitres précédents.

NICOLAS BERTRUCCI

Nicolas Bertrucci s'est inspiré surtout d'Hippocrate, de Galien, de Rhazes, et d'Avicenne dans le passage de son *compendium artis medicæ* où il traite de la dystocie. Cependant, comme le fait remarquer Siébold, ce n'est plus un simple compilateur. Ainsi il a fait des remarques intéressantes sur les membranes de l'œuf, et il a blâmé les

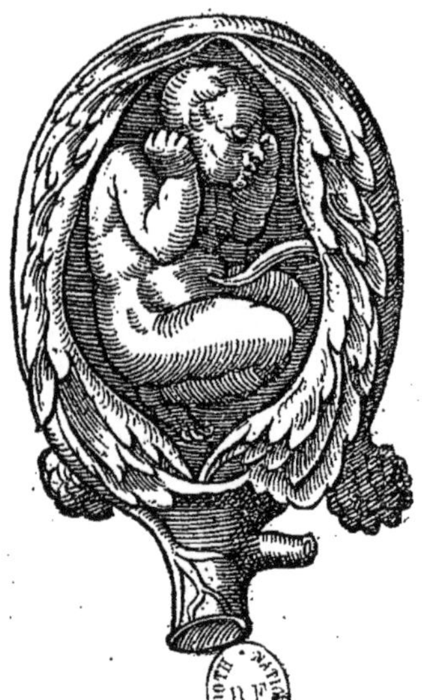

Situation du fœtus dans l'utérus d'aprés Rhodion

secousses qu'on imprimait aux femmes pour faciliter l'accouchement. Enfin il a assez bien décrit un des symptômes de la mort du fœtus, bien qu'il attribue à l'enfant ce qui doit se rapporter à la matrice : « sentit quasi cadentem lapidem de loco ad locum. »

DE SIGNIS IMPREGNATIONIS ET SEXUS FŒTUS, CHAP. VII

Signa impregnationis certa, prout est possibile in arte humana, sunt octo : ut dicunt Ras. et Avic., ca., presenti. Primum est vehemens adhærentia vulvæ supra virga, et ejus corrugatio apud coitu gignitivum. Secundum est siccitas vulvæ post tale coitum major debito et solitotita et in ea non reperitur humiditas ; quem ad modum accidit labiis oris et linguæ post cibum comestum in fame plurima. Et si 4, die vel 5, antecessit purgatio menstruorum regularis œtate completa, verior erit tua significatio ; quoniam talis purgatio disponit plurimum ad conceptionem. Tertium est, et accidit mulieri pigritia, et tarditas, et declinatio ad somnum. Quartum est, ut si obstetrix immiserit in vulvam digitum longum, reperit os matricis adeo constrictum, ut nec stylus ingredi posset sine lœsione ; ut dicit Gal. de virtutibus naturalibus. Quintum est, quando post dies aliquos et proprie post duos menses, vel circa id, retinentur menstrua, et incipiunt mamillæ ingrossari et papillam eam denigrari; licet retentio menstruorum, quibusdam accidat statim a principio, et proprie mulieribus siccitas sanguinis. Sextum est, post duos menses quum advenit appetitus corruptus et nausea. Septimum est, quum post menses illos fit scobs et pannus in facie, atque coloris mutatio; eodem modo quod a sole vel igni. Octavo est urina subtilis propter viam oppilationis alba aquosa in mulieribus frigidis, et proprie in principio subcitrina in caliis, et proprie in processu conceptionis in famitate, cujus est nebula ; et est ejus liquor diversi coloris, sicut iris. In medio ejus est sicut cotum carminatum, et cum comovent, turbant minime ; sed quanto magis processerit impregnatio, magis rubescunt et turbant. Et est quoque in urina earum granula ascendentia et descendentia alba, gracilia ; sicut atomi ; ut di. Avic., can, sen. 2, ca. de signis impregnationis ex urinâ. Et prima quædam signa quatuor sunt propria, certa acta efficacia, quando faciunt errare, cum similia fuerint; reliqua vero dubia sunt communia et probabilia. Signa fœtus masculi sunt, ut di. Hip., 5 par. apha. bonitas coloris in facie mulieris juxta debitum et solitum, et parvitas appetitus coïtus ; licet omni mulieri accidit ardor, et pluribus titillatio in vulva post impregnationem ex calidate fœtu, et siccitate vulvæ ; quod mox crescit desiderium, simul et ingrossatio mamillæ dextræ amplior, et papillæ ejusdem rubificatio, et sensatio gravitatis in latere dextro, et oculos rubos, et levitas ad motum. Signa fœtus feminœus sunt, signa contraria, quæ sunt palliditas faciei, vel color fuscus seu plumbeus, et appetitus ad coïtum, et est mamilla sinistra amplior cum denigratione papillæ suæ, et multitudo desideriorum malorum et fastidii et gravitas in latere sinistro, et fluxus sanguinis ex nare sinistra, et plumbeitas oculorum cùm pigritia ad motum. Signa gemellorum sunt complicatio signorum omnium cum permixtione granorum.

EMPIRICA

Si mulieri dentur ad potandum sero post cœnam ante dormitu, & 2, hydromellis cum, & 2, aquæ pluvialis, et senserit per noctem tortionem circa ventrem, et proprie infra umbilicum, tunc concepit; si vero non, tunc non concepit. Et oportet, ut hydromel conciliatur ex part. 4 aquæ dulcis, et part. I mellis crudi mixtis, necque bullitis; ut dicit Galenus. Istæ namque tortiones proveniunt ex eo, quod matrix corrugata super sperma minoratur secundum longum, et ingrossatur secundum profundum: quare comprimit longaonem, ne ventositates egredi valeant, quæ sunt ab hydromel nec sit mulier famelica, quando bibit melliceratum; ne forte calor inflammat carminet ventositates. Unde Hippoc. 5, part. aphoris. Mulierem si vis scire an conceperit, meliceratam cum vult dormire, da ei bibere. Et siquidem tortiones habeat circa ventrem concepit, si vero non, non concepit. Istud tamen intellige salvis tribus conditionibus. Primo ne sit apostema in intestinis, vel ulcus, vel humor acutus; secundo vero, ne sit venter constipatus et stercore plenus; tertio, ne mulier exercita sit per diem, sed temperate vivens; tunc namque somnus et quies prædictam ventositatem elevabunt a ciborum multitudine, et mellis crudidate, et verificat ibidem commentator. Dicunt experti, et purgare mulierem ante tempus menstruorum per 10 dies, et matricem cum hoc præparare cum emplastris, suffumigiis, balneis et suppositoriis stypticis aromaticis post menstruorum purgationem, et tunc post ea coïre, ex ordine veniente, et apud effusionem spermatis anchas mulieris ad se firmare cum inclinatione quadam super latus dextrum, facit ad masculi generationem, super sinistrum quum fæmellæ. Et hæc omnia scripsimus de facientibus ad impregnationem.

DE FACILITANTIBUS PARTUM ET EDUCENDIS SECONDINIS SECUNDINATUS, CHAP. V

Residet fœtus in matrice cruribus attractis versus umbilicum, et facie velata manibus suis, quasi in figura sphœræ compressæ, ita ut caput erec-

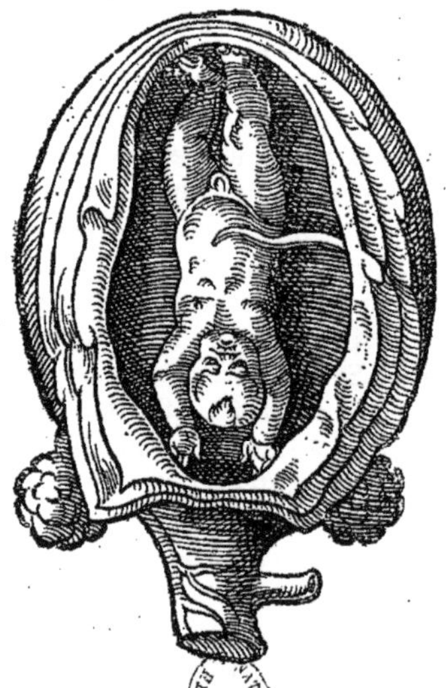

Sommet avec procidence des deux bras d'après Rueff

tum habeat versus caput mulieris, et faciem ad anteriora mulieris. Extat autem tribus panniculis involutus, quorum primus per totum fœtum, et alios duos panniculos involvens ad defendendum a superfluitatibus pessimis sanguinis menstruæ quæ necque pro materia generationis, necque augmentationis, necque nutritionis aptæ fuerint, sed stantes inter matricem et panniculum expurgantur hora partus, simul cum fœtu. Et hic panniculus dicitur secundina ; quoniam est necesse, ut apud horam partus scindatur, ut exitum fœtus assequatur. Secundus vero panniculus est velamen fœtum cooperiens ab umbilico infra, quod urina colligitur et usque ad horam partus retinetur, ne sua nitrositate corrodat embryonem, et nominatur bilis, necque indiguit panniculo congregante feces ; quoniam fœtus quando stat in alvo ventris, non nutritur cibo solum digesto in stomacho matris, imo sola digestione secunda et tertia præparatâ, quæ est hepatis et venarum ; et hæc sit per venam umbilicalem ortam ab ombilico fœtus, et transeuntem per secundina ad circonferentiam matricis omniquaque, ubi rami ejus cum ramis venarum ab hepate mulieris procedentium habent orificia colligata, quibus sanguinem purissimum ab hepate mulieris ad hepar embryonis cursu recto traducunt ; verum et si superfluitates primæ digestionis aliquæ congregentur in embryone, ipsæ tamen cum sint modicæ, diriguntur industria naturæ ad intestina embryonis, ut ex ipsis surgant. Et per hoc accidit, ut fœtus quandoque illico post partum feces reddit liquidas citrinas. Tertius autem panniculus, qui *allantois* dicitur, est pars embryonis super umbilicum curtum volvens, mollis atque tenuis ; ut membra fœtus fragilia non opprimat, sed a duritie secundinæ defendat, et ne sudores sordidos imbibant embryonem. Appropinquante vero hora partus, et perfecto embryone, sentit ex ipso matrix dolorem gravatinum ordine naturæ totum regulantis ; quare ipsum obvoluit ita ut caput ad os matricis decedat, et facies embryonis ad dorsum mulieris convertatur, quomodo hic est modus levior fœtus educendi, scilicet capite primo ad exteriora propulso, et omnis alter difficilis est et innaturalis.

METHODUS

Hanc igitur pariendi horam, cum mulier ex quatuordecim septimanarum numero noverit partum vicinari, intret omni die aliquoties ante horam partus per mensem integrum, balneum aquæ dulcis, ut in qua decocta sunt mollificativa ; sicut sunt malvæ, violæ, et althea ; non tamen prolongetur in eo sessio. Iste namque mensis est tempus pariendi secundum suam totalitatem ; quoniam in ipso est embryo completus, proprie tamen circa finem. Et semper cum balneum exierit ; ungat spondiles dorsi atque ventrem totum ex oleo olivæ, vel chomomillino, vel de lilio. Et nutriatur hora illa cibis mollibus, sicut sunt pultes sorbiles, et jura pinguia. Cum autem hora partus jam advenerit, non multiplicet revolutiones de latere super latus, sed super lecto elevato sedens extendat pedes suos, deinde erigatur subito aliquoties super eos; et tunc humectatur os matricis omniquaque ex oleis tepidis prædictis, velut adipe anatis, anseris, et gallinæ: vel ex mulcillag. fœnigræ, seu lini, altheæ, quoniam omnia ista dolorem rupturæ mitigantia. Et si difficilis fuerit scissionis secundina, scindat eam obstetrix *unguibus suis*, aut *cultello parvo*. Quod si partus sit difficilis propter virtutis expulsivæ debilitatem, vel embryonis grossitiem lacerantem in quibusdam alvum, ut anus et vulva efficiantur una via; dentur in potu trochiscidæ myrrhæ cum aqua decoc. ruræ, juniperi, et savinæ; quos diximus de restrictione menstruorum, parag. Empirica. Vel detur in potu aur., I, myrrhæ cum 3, 5, aquæ decoctionem, rutæ; vel detur in potu aqua decoctionem, rutæ, juniperi, fœnigræci, dactylorum, et caricæ, quoniam provocat et humectat. Et si virtus sit debilis ex dolore, detur in potu gallæ mus. 6, par. 3, I, dissoluta in vino aromatico una vice post aliam: vel detur aqua carnis, vel vinum coctum, prout maxima delectatur. Et suffumigetur cum myrrha, oppopanace, vel castoreo recipiendo fumum cum trajectoria in profundum vulvæ, quanta calidiorem poterit sufferre. Et fiat sternutatio cum condimentis, vel pipere, vel euforbia; quoniam statim ejiciet fœtum et secundinam Si vero partus adhuc magis fuerit difficilis, et fœtus moriatur ex stricturâ, vel a principio mortuus fuerit; quod cognosces, quia mulier non sentit ejus motum; et dum revolvitur a latere super latus, sentit quasi casum lapidis de loco ad locum; tunc a fortiori indigemus quam non solum virtus expulsiva, quæ est in matrice, verum etiam levitas embryonis vivi partum facile efficit; quare dentur in potu trochis de gumis posivis ibidem, et suffumigetur mulier est eis. Ipsi namque statim fœtum ejiciunt vivum, et mortuum, et expellunt secundinam. Et sedeat mulier quasi continue postquam fœtum noverit mortuum in aqua decoctionis menthæ et savinæ, rutæ, calamenti.

EMPIRICA

Dicit Avicen. 3, canon., sen. 21, de eductione fœtus et secundinæ; quod suffumigium fætidum ad os et nares exhibitum, aromaticum vero apud vulvam a proprietate matricem deorsum trahunt, et fœtum educunt; præter solas ungulas asinorum, quosque licet sumere sit fætidus; a proprietate tamen habet, ut vulvæ applicatus fœtum extrahat, et secundinam; quare confert suffocationi matricis. Item dicit Raz., in divisionibus præsenti c. cp. radix bothormariem, in ciclaminis a proprietate partum efficit facilem, si sicca ligetur hora partus super coxa mulieris. Sed dicunt alii, atque si collo appendant hora coïtus prohibet conceptionem ; quid matricem ad se trahit omniquamque. Item si post partum fiat exuberans savinæ, hemorhagiam, restingant; ut docuimus de fluxu menstruorum. Si vero menstrua retinerent, vel diminute purgaretur; tunc provocetur, ut suo scrib. ca. Si vero dolor fortificetur; dentur in potu vicibus pluribus, 3, 2, triseræ magnæ cum vino calido, vel aqua decoctionis athanasse; et ea fomentetur vulva cum lana vel coto imbibito frequenter. Quod si non sufficerit, narcoticon donabis; sicut trisera magna data cum aqua decoc. mandragoræ vel jusquiami ; ne forte dolor prosternat virtutem.

CANONES

Omnia provocantia fluxum menstruorum cum fortitudine, conferenda sunt, quoniam virtutem retentivam debilitant, et expulsivam confortant in matrice.

PRONOSTICATIO

Dicit Hippoc., 5, par aphoris. Mulieris quæ a matrice molestatur, aut cui difficulter supervenit sternutatio, solvitur ægritudo sive per se, sive per artem, apostema accidens in matrice tempore impregnationis, est mortale. Si manus vel pes primo exierit ex vulvâ, malum Oportet enim in partu salubri caput embryonis, ut primo egrediat, et manus ambæ super caput extensæ; quare cum obstetrix situm ejus perversum cognoverit, manibus suis id transformet. Item si retineatur secundina post partum, neque per se, neque per arte exierit; vel si partus ultra, 40, septimanas se tardaverit, fiet ut plurimum mortale. Item si menstruum retentum fuerit, vel diminute purgatum, hydropisim, vel molam, vel suffocationem matricis inducit. Item si sanguinis fluxus exuberans fuerit, necque restringi possit, mortale. Item si dolor rupturæ intolerabilis fuerit, mortale. Item partus est difficilior, in fœtu mortuo quod vivo; propter quod aborsus est difficilior, cum neque matrix, necque fœtus, necque tempus regulariter operentur. Item dicit Avicenna, 3, canon. ca., de generatione embryonis; quod si partus fuerit in mense se primo; possibile est fœtum salvari septimo mensi; si vero in mense octavo, necesse est ut moriatur, quod est; quia sicut inter menses, sunt menses septimus, et nonus critici et benevoli; menses vero sextus et octavus perniciosi.

DE IMPEDIENTIBUS IMPREGNATIONEM ET FACIENTIBUS ABORSUM, CAP. IV

Istud capitulum licet repugnare omni legi, est tamen necessarium ad artem completandam et utile propter debilitatem prægnantium. Mulier namque si ante tempus pubertatis quod est anno 14, ve circa id, conceperit vel debilitata fuerit chronicis ægritudinibus, vel gracilis, vel viro non proportionata aut abortiet aut hora partus succumbet et morietur cum fœtu. Unde Hippoc. 5 particul. aphor. Quæ propter naturam tenues existentes concipiunt, abortiunt antequam crescunt.

Istud prohibet erectio mulieris post coitum velociter et saltus ejus ad posteriora frequens et sortis cruribus dispassis et descendens a gradibus velox donec in vulvam descenderit humiditas ; et exaltatio capitis hora coitus cum depressione coxarum vel ejus positio super virum et vir festinet in coitu et anchas elevet hora illa priusquam mulier spermatiset. Conferunt præterea bibita et suppositaria, quod est : quia si mulier ante coitum assiduet per dies plurimos in jejunio numere ex se caninæ, vel juniperi, se rutæ vel sinapis, vel piperis, vel cepax, vel alterius acuti, donec odor sentiatur in urina, non concipiet et si conceperit abortiet. Similiter si ante coitum et post supponat oleum de junipero, vel de salice, vel elatherinum, vel laurinum vel fel vaccinum, vel succum rutæ, vel absynth vel saninæ vel juniperi, vel salicis cum lana, vel coto infusis in aliquo eorum et in vulvam bene profundato. Similiter etiam confert hora illa supponere aquam decoctionis azari, vel colloquinthæ rubeæ tinctorum, aloes, scolopendiæ, tamarisci, omnium simul, vel quorumdam. Confert præterea suffumigatio post exitum immediate ex myrrha, serapino, nuce cypressi, posito quolibet eorum super carbones et recepto fumo calidissimo per trajectorium intra profundum vulvæ donec senserit læsionem : similiter et impositio salis, gemmæ, vel nitri, vel alumni et Tanaceti factis ex eis formis oblongis tamque digitorum. Confert etiam omni die in jejunio potare per dies plurimos ante coitum sucum rutæ vel juniperi, vel savinæ, vel salicis, vel aquam decoctionis azari, apii radices levistici, savinæ, oræos, granorum juniperi rubeæ tinctorum et similium : vel aquam salitam plurimam. Valet etiam si vir unxerit apud coitum virgam totam et proprie caput ejus ex succo juniperi vel rutæ, vel ex aliquo prædicto et cum eis dirigat virgam in vulvam.

Empirica. — Electuarium sublime quo similiter utatur omni die in jejunio per mensem, unum ante coitum et non concipiet abortiet vel secundo mense, vel tertio. 2 onc, granorum juniperi, granarum savinæ piperis nigri, drachm : rutæ siccæ, pullegii, mentastri sicci, 1 dr. acori, azari, scolopendriæ, tamarisci rubeæ tinctorum, ℨ dr. apii, carvi, vieos ; ℨ dr. terantur omnia et conficiantur cum succo caricarum coctatum et expressatum vel cum melle, detur ex eis ad modum avellanæ cum vino decoctionis salivæ vel alio liquorum supradictorum. Pillulæ ad idem II on. myrrhæ, piperis, pyrethri, aristologiæ rotundæ, seminis cicutæ, centaureæ cum partes æquales : informentur pilulæ sicut cicer cum succo praffii vel mentastrio et dentur omni die tres vel quinque in jejunio. Sciendum præterea quod licet omnia remedia sint fortiora et in arte humano completa : cautius tamen est cum talibus non coire vel in eas sperma non projicere cum prœtextu talium periculum incurrere. Quia est possibile aliquod sperma tantæ virtutis reperiri ut a nullo prædictorum valeat impediri adeo : ut et spermo projectum in balneum aquæ dulcis tepidæ a malis hominibus repertum sit mulierem impregnasse quæ sedebat in eo ; ut dicit auctor 2 colliget quoniam a proprietate matrix attrahet sperma cui difficile est repugnare.

Canones. — Omnia ea acutum mordicatium confert in hoc casu qualitercumque fuerit applicatum : quoniam sanguinem amary menstrualem et naturæ odiosum reddit et ejus operationibus displicentem si per interius sumatur : et sperma gignitium inficit si per inferius ponatur. Sciendum etiam quod ista quatuor ; urinæ provocatio, menstruorum, eductio conceptionis prohibitio et aborsus inductio, non differunt nisi secundum magis et nimis ordine jam notato. Ideo dicta in ea cujuslibet eorum subserviunt cumlibet ipsorum. Sollicitandum etiam in usu prædictorum quoniam si per superis exhibita fuerint, hepar fortasse splen inflammabunt. Cum ergo aliquid eorum apparere cœperit, usus moderent et illico accidentibus succurratur. Phlebotomia etiam fortis post conceptionem et proprie de saphena pedis vel de basilica donec ex ea mulier debilitata est facit aborsum quia nutrimentum substrahit embryoni : qua re debilitatur et moritur et matrici redditur onerosus ita ut ad ejus consurgat expulsionem. Unde Hippoc. 4 part aphor. Mulier in utero habens flebotomata abortiet sed magis cujus major est fœtus. Farmacia similiter fortis et acuta primo vel secundo, vel 3, vel 8, vel 9, mense exhibita abortire facit : ligamenta fœtus dissipando et sanguinem conquassando.

Prognosticatio. — Dicit Hippoc 5 part. aphor. Mulieri in utero habenti ob aliqua ægritudine datur fatale ut plurimum et proprie si feb. sit fortis aliter vero minime. Idem in eodem. Mulieri in utero habenti multas ventositates fluat suspicio abortiendi quod intelliges de quolibet fluxu fluenti et proprie in corpore sicco. Item in eodem muliere in utero habente si subito mamillæ graciles fiant abortit. Item mulieri in utero habenti si altera mamilla gracilis fuerit geminos habenti alterum abortit et si quidem dextra gracilis fiat masculum ; si vero sinistra fiat, fœminam. Item ibidem quæcumque corpus moderate habentes abortiunt secundo aut tertio mense ejus cotyledones muscilagine plenæ sunt et non possunt retinere per gravedine fœtum, sed abrumpuntur. Item mulieri in utero habenti tenasmon innatum aborsum facit. Item idem in eodem. Mulieri in utero habenti lac ex mamillis multum fluens fœtum significet debilem, si eo ubera dura fuerint sanum significat fœtum. Item mulieri in utero habenti si purgationes dentur impossibile est fœtum esse vivum, quod vere intellige tribus salvis conditionibus. Prima ut fluxus menstruorum sit plurimus, secunda ut mulier sit gracilis, macerata, non robusta : tertia ut sit post tertium mensem cum primo et secondo mense possunt menstrua periodice fluere quum fœtus parvus existens adhuc modico indiget nutrimento. Mulier præterea quæ semel passa est aborsum et proprie difficilem timorosum secundo non concipit, si conceperit ex omni levi causa denuo abortit : velut sunt saltus vociferatio aut frequens statio similiter et usus ciborum lubricorum.

DE MOLA ET INFLATIONE MATRICIS, CAP. VIII

Accidit quandoque mulier post retentionem menstruorum plurimam vel agregationem, spermatis et castitatem longam ut ipsarum ventres magnificentur et surgant dispositiones omnes quæ sunt in prægnante. Et si quidem hoc fuerit a materia humurali mola dicitur. Si vero a ventositate nuncupatur inflatio ventricis; signa autem ipsius sunt signa discernentia inter ipsam et impregnationem quæ sunt quoniam in hac passione est magnificentia ventris cum mollificatione mamillarum et quoniam post menses quatuor non sentitur motus embryonis omnino vel si sentit aliquid sentit quasi casum lapidis de latere super latus, et quoniam ventris gravitas est indirecto suminis magis quam apud aliquod laterum quorum omnium contraria dispositio reperitur in pregnante. Certum autem signum est ex apparentibus, ut quia post menses novem non parit sed remanet sicut est : vel si parit, parit post laborem plurimum frustum carnis durissimium cui non est forma generationis ex coogulatione vehementis materiarum prœdictarum ; vel forte emittit sanguis niger, grossus ; vel ventositatum quantitas immensa et tunc desinet venter et sanatur.

METHODUS

Cura ejus est cura retentionis menstruorum quam diximus et si non suffecerit gradatim perveniatur ad illa quæ provocat aborsum quum

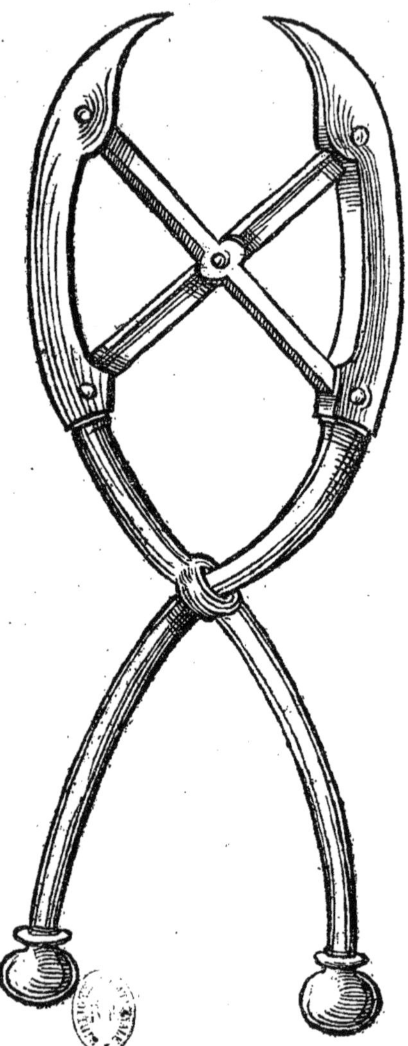

Pince à fœtus, d'après Rueff.

etiam jam diximus ea, proprio supra quoniam hoc passio sanatur non nisi calidis acutis subtiliantibus et penetrantibus cum provocatione. Quod si materia ventosa cognoscatur ex loci motione et sonorum raucorum multitudine, ministrent atque interius et exterius carminativa dicta capit. De coli. parag. de coli ventosa, etc.

Accedit plerumque mola post mulieris sanguineum coitum cum viro frigidi spermatis. Quare attrahitur sanguis menstruus plurimus ad locum generationis et in rem duram carnosam condensatur. Et sic deficit virtus informativa spermatis ejusdem et apud horam partus vel prius egreditur fœtus aut aborsus. Accidit prœterea mulieribus frigidis frequenter inflatio matricis post impregnationem et partum.

Dans le *canon* qui termine ce chapitre Bertruccio recommande l'application des mollifiants, puis la saignée de la saphene interne autour du pied le quatrième jour du traitement les bains, etc. ; quant au *Pronostic :* « Mola præterea si antiquetur, hydropysim ascitem indicit mortalem. »

PIERRE DE LA CERLATA

On trouve un peu plus d'originalité dans les passages de sa chirurgie où Pierre de la Cerlata ou de Largelata, professeur à Bologne, traite de la dystocie et des moyens d'y remédier. L'auteur ne se borne pas à copier les anciens ou les Arabes, il cite des faits tirés de sa pratique personnelle. Bien qu'il conseille encore l'usage des médicaments dits expulsifs, c'est-à-dire des sternutatoires, des vomitifs, etc., il n'hésite pas au besoin à conseiller l'intervention active. Il parle de la version céphalique par manœuvre interne, des crochets, des chaînettes, du speculum dont on ouvrait violemment les valves, une fois qu'on avait introduit l'instrument dans le vagin. D'autre part, il est le premier peut-être à avoir signalé l'incision médiane, bien qu'il lui préfère l'incision latérale.

Voici l'analyse des passages auxquels nous venons de faire allusion, nous en avons supprimé tout ce qui fait répétition avec les auteurs précédents, notamment avec Nicolas Bertruccio.

ANALYSE

Dans le chapitre VII du livre V, Pierre de la Cerlata indique la façon de faire l'extraction du fœtus de la femme morte ou vivante. Lui aussi n'admet qu'un accouchement naturel, celui qui se fait par la tête, « fœtus naturaliter egreditur cum capite. Si autem aliter erit exitus, illud est innaturale et tunc est timor de morte. » Comme les autres praticiens de son temps, il se montre très partisan des onctions, des fumigations, des remèdes dits expulsifs, notamment des sternutatoires, des vomitifs : Si le fœtus continue malgré tout à garder sa présentation vicieuse, la sage-femme doit alors intervenir manuellement : « obstetrice reducatur ad naturalem exitum. Elevet ergo coxas et cum manu erigat puerum et tunc erit exitus naturalis. » Si le fœtus est mort, on le reconnaîtra aux signes suivants : « Si autem non scirent (mulieres) cognoscitur per immobilitatem pueri qui ante movebatur; per frigiditatem loci atque ventris et minerationem mamillarum et totius faciei. » Ici encore la matrice doit prêter son aide à la nature impuissante. « Tunc ipsa (obstetrix) debet temptare cum manu inuncta cum oleo olivæ ipsum (fœtum) extrahere. Loco autem mollificato cum balneis et inunctionibus debent autem provocari sternutationes et debent dari medicinæ provocantes aborsum velut est castoreum, myrrha cum ruta et multa alia dicta in capitulo de extractione secundinæ. Si autem per istud modum non possit (fœtus) extrahi, tunc intromittatur instrumentum dictum speculum et aperiatur matrix quantum sit possibile ; postea cum manibus vel uncinis, vel tenaculis extrahatur integer. Ego sœpe habui istum casum et si deficeret speculum facias sic ego sœpe feci. Habeas tenaculas aliqualiter magnas, quas ponas in matrice clausas ; et consequenter aperias ipsas et videbis puerum, et tunc cum uncinis ipsum capias et ipsum extrahas. Adjuvet te mulier tamen cum sternutatione et retentione halitus. Ego sœpe in hoc casu perforavi caput et digitum posui in capite et ipsum extraxi. Si hoc modo exhahi non potest, incidetur. De hoc tamen Albucasis dixit aliqua a me non visa, quare illa non narro. » Si la femme est morte on recourra à l'opération césarienne. Pierre de la Cerlata la pratique encore suivant l'ancien procédé, c'est-à-dire par l'incision latérale. « Incidetur ergo mulier secundum longitudinem ventris cum rasorio in latere sinistro quæ pars est magis libera quam dextra et digitis interpositis extrahetur fœtus. » Cependant parfois il a préféré l'incision actuelle, c'est-à-dire celle qui va de l'appendice xyphoïde au pubis, témoin la phrase suivante qui est d'un haut intérêt historique : « Ego aliquando feci incisionem a pomo granato (appendice xyphoïde) usque pubim et cum cautela ne intestina et puerum tanguntur. »

Le chapitre qui roule sur l'extraction de l'arrière-faix est moins intéressant que celui que nous venons d'analyser. Nous voyons reparaître ces sternutatoires, ces vomitifs mis en œuvre par les prédécesseurs de Pierre de Cerlata, notamment par Albucasis. Il ne recule même pas devant les remèdes les plus dégoûtants. « Constantinus dixit stercus equi bibitum secundinam et fœtum mortuum expellit. » Mais au besoin, il conseillait de recourir à l'intervention manuelle, et même parfois à la dilatation forcée avec les valves du speculum.

FRANÇOIS DE PIÉMONT

A notre grand regret il nous a été impossible de nous procurer le *supplementum in duobus libris compendii Joan. Mesues, Petri Appini Patavini, etc.*, dans lequel se trouvent les œuvres de François de Piémont. Nous sommes donc contraints de nous en rapporter à ce que dit Siébold.

François de Piémont, professeur à Naples sous le règne du roi Robert, commenta Mésué. Il avait bien compris l'importance de l'étude de l'accouchement naturel car il écrit au chapitre IV de la *Somme IV* : « de partu naturali de quibus solummodo procedamus, quantum spectat ad indaginem eorum et pro ipsorum politia, causas conservativas et nocumenta ipsorum, si quæ inveniant, agnoscamus ut eis providentiam faciamus et curam. » Il a soin aussi de donner à la sage-femme un conseil d'une importance capitale. Dans les accouchements naturels, dit-il : « dimittat naturæ obstetrix et nihil agat. »

Dans le chapitre XVI, il traite de la dystocie. Voici le titre de ce paragraphe : « Documentæ partus, ex quibus difficultas, l'auteur signale, comme Gordon, les erreurs très dommageables pour les femmes dans lesquelles peuvent tomber des matrones, le traitement du reste ne diffère pas de ce que nous avons déjà vu dans Guy de Chauliac, Bertruccio, Pierre de Cerlata, etc., et comme ces auteurs, François de Piémont met une confiance entière dans les remèdes dits expulsifs. Les superstitions du temps ont trouvé aussi un écho complaisant dans ce livre. On y voit les effets merveilleux de la pierre d'aimant, des cendres de sabot de cheval ou d'âne prises dans un peu d'eau, du psaume commençant par les mots : Miserere mei, Domine, jusqu'aux mots Domine labia mea aperies », qu'on écrivait sur un bout de papier et que le patient avalait ensuite, etc. En définitive. François de Piémont aurait été un compilateur habile et méthodique mais *sans originalité* parce qu'il manquait de pratique.

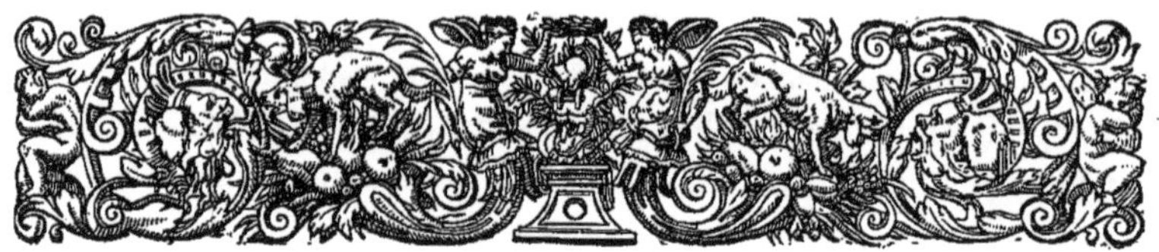

CHAPITRE VI

VALESCUS DE TARENTA — SAVONAROLA — BENEVINI

Les deux grands progrès que nous avons signalés dans le chapitre précédent, c'est-à-dire une érudition plus étendue et une originalité plus marquée s'accentuent avec les auteurs que nous allons étudier.

VALESCUS DE TARENTA

Né en Portugal, mais venu d'assez bonne heure à Montpellier où il devint un des maîtres de la Faculté de médecine de cette ville, il composa, après trente-huit années de pratique, l'ouvrage dont nous allons analyser les chapitres qui ont trait à l'obstétrique.

Voici en effet comment commence son : *philonium pharmaceuticum et chirurgicum de medendis omnibus, cum internis, tum externis humani corporis affectibus* : « Inceptus est autem liber iste cum auxilio magni et œterni Dei, post praticam usualem annorum 36, per me Valescum anno Domini 1418 in vigilia sancti Barnabæ apostoli. » C'est donc un praticien qui parle en même temps qu'un médecin très instruit. Certes, il suit encore pas à pas les Anciens et surtout les Arabes, mais il sait observer par lui-même et à l'occasion il n'hésite pas à donner son avis. Siébold dit avec raison qu'il a mis du sien dans ce qu'il nous a laissé sur la dystocie. Ce qu'on remarque aussi avec plaisir, c'est l'art et la méthode avec lesquels les faits sont exposés. Aussi la lecture de cet auteur estelle facile et intéressante, même aujourd'hui que bien des théories qu'il expose sont depuis longtemps oubliées.

Valescus énonce très clairement et en peu de mots les causes qui rendent le travail difficile. La dystocie peut provenir de la parturiente quand celle-ci est débilitée par suite d'une maladie antérieure ou actuelle, ou parce qu'elle n'a pas pu pendant sa grossesse se nourrir convenablement. L'auteur écrit brutalement : debilis ob famam, et combien est vraie malheureusement cette cause invoquée et dont on ne voit que trop souvent toute l'exactitude dans les maternités de nos hôpitaux, ainsi que l'a fait tout dernièrement si éloquemment ressortir notre maître, M. le professeur Pinard. Valescus signale aussi la difficulté de l'accouchement chez les vieilles primipares : « Aut quia concepit in senectute et musculi induruerunt. » Comme on le voit, le professeur de Montpellier n'insiste point sur ce facteur ridicule du manque d'habitude, mais bien sur le racornissement des tissus et il dit : « In talibus magis tremendum est et dolor intensior est. » Il est vrai malheureusement que quelques lignes plus loin, il admet, comme ses prédécesseurs, l'influence fâcheuse de l'hiver qui, par le froid qu'il détermine, resserre l'orifice de la matrice. Il croit aussi que le fœtus féminin sort plus difficilement que celui du sexe masculin, ce qui est juste le contraire de la vérité ; mais il faut, comme nous l'avons déjà dit, se rappeler que de son temps, on croyait à l'intervention active de l'enfant dans l'acte de l'accouchement. C'est pourquoi tous les médecins de cette époque redoutent beaucoup qu'il succombe, ne voyant pas que la dystocie vient ici du manque d'adaptation, du manque de réaction d'un corps macéré et non de la cessation de la vie chez l'enfant. Quoi qu'il soit, voici la phrase qui résume les causes d'origine fatale : « Parit etiam quandoque difficilis mulier ob fœtum aut fæmineum, aut majorem æquo aut debilem aut numerosum aut mortuum aut præposteri aggredientem. »

Suivant la coutume d'alors, on y trouve encore mentionnées des causes de dystocie d'origine utérine, telles que la petitesse de la matrice, sa sécheresse, l'existence de brides cicatricielles à la vulve qui empêchent la dilatation de l'orifice. La résistance anormale que présentent parfois les membranes est aussi rappelée : « Hic accidit secundina fortis et crassa, quæ non facile rumpitur tempore partus. » Ce médecin savait aussi que la rupture prématurée de la poche des eaux est fâcheuse; mais aveuglé par les idées de ses contemporains, il ne voulait voir là qu'un défaut de glissement, et le rôle mécanique lui échappe complètement.

Les signes de la mort du fœtus sont décrits de la même façon que dans Bertruccio et Pierre de la Cerlata : « Qui si sit mortuus, omni motu carebit, frigiditas ventris et lateris aderit, gracilitas oculorum et fusca albedo apparebit, fætor sentietur, in his quæ ab utero fluunt. » Le volume démesuré du fœtus par rapport à la femme peut être présumé si le père de l'enfant est très grand et la mère très petite au contraire. Cette assertion, quoiqu'il ne faille point trop la généraliser, est assez vraie dans sa généralité. Il n'en est pas tout à fait de même de la grosseur du ventre qui peut être due à bien d'autres causes : Valescus croyait que les membranes, plus adhérentes qu'à l'état normal, pouvaient empêcher la descente de l'enfant, quand il semblait qu'il n'y avait aucune cause apparente de dystocie. Peut-être avait-il assisté à des accouchements où le cordon s'opposait à la sortie de l'enfant parce qu'il était trop court ou qu'il existait des circulaires. En tous cas, la véritable cause du phénomène ne semble pas avoir été entrevue. Notre auteur avait vu aussi que les femmes qui ont de violentes douleurs de reins ont des couches longues et pénibles : « Si vero dolor declinet ad posteriora erit difficilis. »

Le traitement de la dystocie est le point faible de cet excellent chapitre, mais qu'on ne s'étonne point de voir Valescus ajouter tant d'importance aux remèdes dits expulsifs; il était médecin et n'intervenait guère manuellement, ce qui aurait compromis la dignité doctorale. Cependant il recommande de déchirer les membranes si leur rupture se fait trop attendre, etc. Il a eu du reste le mérite de ranger nettement parmi les superstitions toutes ces pratiques ridicules qu'exposera encore, avec un grand sérieux, Savonarola dont le mérite comme praticien est cependant indéniable.

Dans les cas de la rétention de l'arrière-faix, Valescus recourt surtout aux sternutatoires et aux vomitifs. Si cela ne réussit pas, il faut introduire la main, préalablement bien graissée, dans l'utérus et extraire avec douceur le délivre : en cas de résistance anormale, il préférait s'abstenir, probablement parce qu'il avait vu les terribles effets d'une hardiesse par trop brutale.

Voici le texte des passages dont nous nous sommes efforcé de montrer l'importance.

DE DIFFICULTATE PARTUS (VALESCUS)

Causa difficilis partus quandoque est in parturiente : quoniam ipsa est debilis ob aliquam præteritam ægritudinem, aut præsentem aut *famam*, aut ætatem teneram, aut timorem, aut quia concepit in *senectute* solum, et *musculi induruerunt* : in talibusque magis timendum est, et dolor intensior est. Pinguedo difficilem etiam efficit partum; ob nimiam enim pinguetudinem matrix stricta redditur. Ambientis frigiditas parturienti similiter laborem affert, uterum constringindo. Parit etiam quandoque difficile mulier, ob fœtum aut femineum, aut majorem æquo aut debilem, aut numerosum, aut mortuum, aut prœpostere agredientem. Matrix præterea aut nimis parva, aut sicca, et carens humiditate lubricante, aut habens cicatricem dilationem impedientem, aut propter alios morbos, partum reddit difficilem. Hic accidit secundina fortis et crassa, quæ non facile rumpitur tempore partus, unde humiditates intus contentæ, quæ lubricitate partum juvare solent, retinentur (Contra etiam tenuior secundina justo citius rumpitur, ubi humore vacuato, pro siccitate fœtus ægre devolvitur). Alvi excrementa retenta, uterumque comprimentia ; et obstetricis error, ut causæ quoque numerantur.

Signa causarum primitivarum sciuntur per relationem parturientis. Si fiat ob ejus debilitatem, vel pinguedinem, vel senilem aut teneram ætatem signa ex illius habitu colligentur. Motus fœtu debilis tardus et lentus, arguit difficultatem partus pendere ab ipso fœtu. Qui si sit mortuus, omni motu carebit, frigiditas ventris et lateris aderit, gracilitas oculorum et fusca albedo apparebit, fœtor sentietur in his quæ ab utero fluunt et in an-

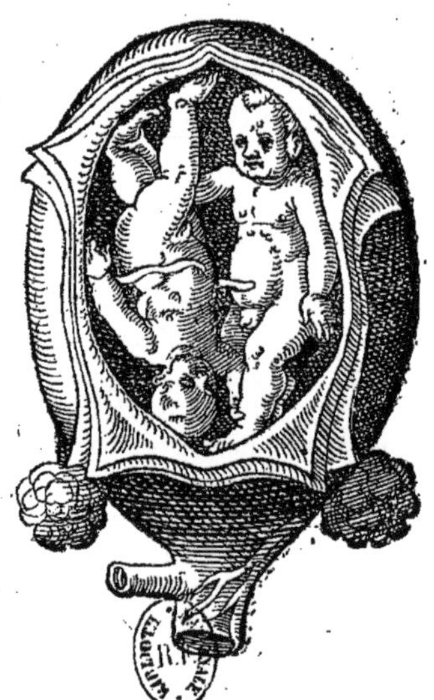

Jumeaux se présentant l'un par le sommet l'autre par les pieds
d'après Rueff

helito ob fumorum fœtidorum ascensum, dolor etiam affliget gravidam circa umbilicum. Magnitudo fœtus presumitur ex patris magnitudine, matre existente parva, et adest ventris gravidæ magnitudo, atque graviditas in motu. Gravida autem nulla ex prædictis apparent, et parturiens est robusta, fœtus vero movetur ad exitum et tamen partus est difficilis. Tunc signum est secundinam esse fortem, cum nulla humiditas exeat, et prægnans multum laboret. Siccitas uteri per siccitatem prægnantis cognoscitur, quia est macerata, sicca, sitibunda et agilis.

PRONOSTICA

1° Mulier in virginitate perseverans usque ad annum 25, si deinde vel paulo antea concipiat, difficulter primogenitos suos pariet.

2° Si dolor descendat ad inferiora cum parturientis fortitudine et bonitate anhelitus, in muliere mediocris habitudinis et ætatis partus erit facilis. Si vero dolor declinet ad posteriora erit difficilis.

3° Mulier prœpinguis difficulter concipit et parit.

CURATIO

Instante pariendi tempore mulier contineatur in bono regimine, utendo cibis levibus et fugiendo ambientis frigiditatem. Dentur igitur ases campestres ova sorbilia, juraque et eisdem ei speciebus (maxime cinamomo) parata, parum addendo troci. Bibatur vinum aromatium maturum. Teneatur venter laxus, usu ciborum idonearum. Die autem sexto vel octavo ante partum mulier ingrediatur balneum aquæ dulcis. *Razes* tamen vult ipsum ingredi per mensem ante partum ut musculi et matrix mollificentur, non tamen diu moretur in eo. Et si velis magis remollire coquantur in aqua balnei, violæ albæ acanthium, semen lini et similia. Adsit etiam exercitium ante prandium. Obstetrix, et bene videns, quæ gracilibus digitis ungat matricem et partes vicinas butyro, oleo, et axungia gallinæ, anseris, simul mixtis. Et si forte parturiens non sumpserit cibum per spatium quatuor horarum; dentur aliqua ex jucundis prædictis, vel diamary, aut rosata novella. Decubitus sit supinus, coxis elatis et obstetrix applicet panos, ne frigus intercidat. Et tunc impellat prægnans, attrahendo anhelitum : eadem sæpe reiterando. Si secundina post moram sufficientem non rumpatur, obstetrix digitis et unguibus, vel cultello ipsam rumpat. Si vero prædictis tentatis differat exire, provocetur sternutatio. Postquam autem steterit sic mediam horam, et fœtus non sentiatur descendere: surgat cito, et ascendat descendatque violenter per gradus ; mox ipsa obstetrix reiteret omnia prædicta, per intervalla, parturientem semper confortando, et non obliviscatur ejus.

Gordonius et alii auctores præscribunt pessarios ad dilatandum os uteri, quorum gratia, et rad. lilii, hyssopi, origan., calaminthæ, sing. ʒ iij. terebenthinæ ʒ j. conquassentur, et cum lana supponantur.

Avicennas et Haly volunt, parturientem pinguem jacere super genua, ut facilius pariat; sic enim musculi ventris facilius decoctum adianti cum melle, oleo sambuci et ʒ j. dictamni. Vel prout ejusdem dissolvatur nidus hirundinum in aqua calida, et de colatura dentur in potu ʒ iiij. Ungula etiam muli suffita, testes ejusdem, facilem efficiunt partum.

Si prægnans sit debilis, reficiatur bonis cibis, vino maturo odorifero, restaurativis, verbis consolatoriis, et odoribus paratis ex moscho, ambra, ligno aloes, et id genus. [Avic. 21, 3, tract., 2, 21, expresse monet, ne in partus difficultate aromatum odores naribus attrahantur ; nisi maxima urgente necessitate, et syncope supervenicnte, quæ aliis tolli præsidiis nequeat. Suaviter enim olentia sursum prolectare uterum, et impedire partum solent] Coitus (ut vult Haly) facilem etiam reddit partum.

Si ambientis frigiditas partum impediat ; intretur balneum aquæ calidæ; deinde vitetur frigus externum, et unguatur ol. sambucinum ante et retro circa uteri regionem.

Avicenna capite proprio dicit, ad expulsionem fœtus valere omnia, quæ lumbricos expellunt ; illa tamen via sequenda non est, quoniam non nulla forte nocerent fœtui, et ipsum occiderent. Cortex cassiæ in potu sumptus, statim fœtum educit, teste eodem ; et potio assæ fœtidæ (asarum ponit Avic.) castorei. Cinamo, etiam in potu sumptum, partum et ejus symptomata allevat ; similiter fænugræci aqua, rad., altheæ, capil. ven., tritus, sumptusque cum syrup. rosato, et pauco oleo, pulegiumque. Ad idem : ℞. cinam. savin. ana ʒ X., cassiæ log. ʒ viaja, cytisi, myrrho, costi amari, aristol. rot. sing. ʒ p, moschi gran. XV., styracis rub. ʒ ij. opii ʒ j. fiat massa pilular, de qua dabis tres cum ʒ ij., vini antiqui. Vel : savinæ ʒ X. rutæ ʒ V. sem. rutæ silvest. ʒ iiij., hyssopi, cinamo, erythrod., sing., ʒ iij. fiant pilulæ, dandæ ad ʒ iij. cum decocto savinæ, origani, et pulegii, ad eadem. Vel : ℞., myrrh., aristol., long., piperis sing., partes æquales. ℞., myrrh., castor., styracis sing. aureum unum, cinamo, savinæ una aureum et conficiantur cum melle ; et dentur aurei duo cum vino, estque ultimum. Valent etiam pilulæ ex bdellio, myrrha, et savina.

SUPERSTITIONES

Hieronymus dicit, equorum et vaccæ suffitum accelerare partum, et secûndinas educere. Magnes, teste Stephano Arnaldi, femori alligatus partum accelerat; polypodium eodem modo alligatum et agrimonia evulsa e terra, dominicam orationem dicendo, femori alligata, radice sursum versa ; efficiunt idem dictu Gordonii, statim post partum, quoniam traherent deorsum etiam matricem. Ad idem., ℞ myrrh. helleb., nig., opopan., fellis tauri singulor, par pondus, fiat pessus, qui suppositus, teste serap. velociter attrahit fœtum etiam mortuum. Valet et suffitus, ex truncis brassicæ, myrrha, et felle tauri, simul mixtis.

Si autem partus non sit naturalis, et cum pes vel manus exit ante caput tunc obstetrix repellat intra matricem, id quod exit præpostere.

Si vero adsint multi fœtus, illi introrsum repellantur, et unus post alium trahatur.

Mortuus fœtus extrahatur *membratim*, si aliter fieri non possit ; dilatando uterum instrumento chirurgico ad hoc idoneo ; similiter et secunda, si suppositione pessarii serapionis prædicti non descendat.

Centaureum expellit mortuum fœtum, et sanguinem partus ; noceret tamen fœtui vivo. Artemisia trita et admota ventri inter umbilicum et pectinem, fœtum educit ; idem facit ligata ad coxam Helleborus niger, bryonia, centaureum, ruta, sel tauri, pix liquida, assa fætida, galbanum, elaterium, balnea herbarum calidarum, et pessarii provocantes menses, expellunt fœtum mortuum, secundas, et sanguinem partus.

DE SECUNDINARUM RETENTIONE

Secundinæ dicuntur, quia partum fœtus sequuntur, quæ si retineantur, possunt multa causari nocumenta, ut febrem, fœtorem anhelitus, dolorem capitis, syncopem, et id genus symptomata.

Idcirco, si ejus tarditur exitus post partum, ob debilitatem puerperæ multum fatigatæ, ex labore partus ; reficiatur aliquo poti boni odoris et nutrimenti, medicinisque cor et cerebrum roborantibus, quales sunt, dianthos, diamargar., diamoschu, pleres cum moscho, et potio moschata. Deinde provocetur sternutatio, nares astrengendo, et fortiter comprimendo.

Quibus peractis, si non descendunt secundinæ, quiescat parum puerpera in loco calido, deinde ungantur partes inferiores oleo liliorum et tambuci, actu calido ; denturque diuretica calida, et quæ mortuum fœtum educunt, mensesque provocant. Detur porri succus, sufficitur porri semen, savina, hypericum, artemisia, et quæ posuimus *in cap. præcedenti.* Potest etiam fieri suffitus ex ungula equi, stercore columborum, equi, vel bovis absinthio, rutæ, et stercore accipitris. Ad idem : savinæ, aristol., long., asari., acori., sing., per pondus, terantur, et cum melle despumato fiat medicamem, dandum ad ℥ ij. cum decocto lupinorum menthastri, et savinæ, secundum Haly, ad expellendum fœtum mortuum, et secundinas. Supponatur pessarius formatus cum felle bovis, ex utraque aristolochia, savina, et nasturtio, partibus aquis. Ad idem: seminis rutæ sylvestris, savinæ, lupinorum sing., ℨj myrrh. opopa. ana ℥ ß. castor. ℥ j. fiat pulvis, dandus ad.

JEAN PLATEARIUS, — JEAN DE FORLI, — ANTOINE GUAYNERIUS

Au XVe siècle les œuvres de chirurgie ou de médecine où il est parlé de l'obstétrique se multiplient et dès lors il n'est plus besoin de citer les œuvres médiocres avec détails comme cela a été le cas par exemple pour Constantin l'Africain. Elles n'ont plus en effet le mérite de *l'isolement* et ne sont plus le cachet de toute une époque. C'est pourquoi nous croyons devoir passer rapidement sur Jean Platearius, Jean de Forli et Antoine Guaynerius.

Le premier n'a consacré qu'un maigre chapitre à la dystocie, où l'on ne trouve rien d'original, aussi acceptons-nous le jugement défavorable de Siébold. Quant à Jean de Forli c'est un modèle achevé de crédulité naïve à des susperstitions astrologiques, qui n'ont plus l'excuse d'un siècle barbare, tel que celui où vivait Albert le Grand. Plus nuls encore sont les passages des traités de Hugo Benecio et Antonio Carnucone qui se rapportent à l'obstétrique.

Guaynerius est suivant Siébold un peu moins mauvais. Malheureusement nous n'avons pas pu retrouver d'exemplaires de son ouvrage. L'auteur allemand le loue de son érudition, et les passages qu'il consacre à la dystocie sont paraît-il assez détaillés. Le traitement qu'il conseille serait du reste le même que celui que l'on voit indiqué dans Pierre de la Cerlata et dans Savonarola. Il croit aux sortilèges, à l'efficacité des amulettes, et ajoute volontiers foi aux contes ridicules qui circulaient autour de lui.

SAVONAROLA

Comme Valescus Savonarola, dans son ouvrage intitulée *Practica major*, a décrit avec beaucoup de méthode et de science tout ce qu'on connaissait de son temps sur la dystocie. Praticien des plus distingués, professeur à l'université de Padoue, puis médecin de Nicolas III, il a joui d'une réputation très grande, qui, ajoutons-le, était pleinement méritée. Les passages qu'il a consacrés au sujet qui nous intéresse sont contenus dans le traité VI et vont de la rubrique 32 à la rubrique 34. Les autres paragraphes du livre VI sont destinés à la gynécologie proprement dite. L'auteur nous met tout de suite au courant de la clientèle qu'avaient à soigner les médecins de ce temps : « Primum attendendum est maxine pro dominabus magnis, nam pro pauperculis non multum laborat medicus. » Avertissons que nous n'avons pas cru devoir rapporter textuellement les passages que nous allons étudier, afin de ne pas nous livrer à des redites fatigantes.

Savonarola s'occupe d'abord de l'hygiène de la femme enceinte. Les bains, les onctions, les lotions jouent un rôle très important parmi les préceptes qu'il donne. Il s'occupe ensuite de l'accouchement. Comme la plupart de ses prédécesseurs il croit que la marche, le saut, les cris même favorisent le travail. Enfin au besoin on peut recourir à l'artifice suivant. La femme se tiendra debout, embrassant dans ses bras le cou d'un homme vigoureux qui la soutient pendant que la sage-femme presse fortement sur le ventre.

Et il s'écrie : « quibus peractis, si facilis erit partus, Deo semper laus. »

Voici maintenant ce qu'il dit sur le travail difficile :

DE DIFFICULTATE PARTUS (TRATACTUS VI, RUBRIQUE 32)

Savonarola commence à distinguer des causes maternelles et des causes fœtales, des causes utérines et des causes engendrées par des dispositions vicieuses des membranes de l'œuf : la sage-femme peut aussi être incriminée dans un certain nombre de cas. Pour lui comme pour tous les auteurs qui l'ont précédé, il n'y a qu'un accouchement naturel, celui qui se fait par la tête. Cependant il adopte l'opinion d'Avicennes quant à la présentation par les pieds. « Quum autem exeunt pedes prius non distorti, et brachia super coxas partus non est naturalis sed multum propinquus naturali, omnes alii sunt mali et præter naturam. »

Voici les principaux motifs de dystocie provenant de la mère.

« Est propter prægnantis quum os est nimis angustum aut quum ipsa prægnans passa est ægritudines quibus debilitata est virtus expulsiva, aut quæ naturaliter est debilis aut etiam facta propter famem, unde fœtus debilitatus est cum ea. » La peur, la primiparité qui rend les tissus plus résistants : « cum ligamenta non fuerunt consueta dissolutioni », la vieillesse, les cicatrices, la tuméfaction du col sont aussi des facteurs importants. Comme dystocie d'origine fœtale Savonarola reconnaît d'abord le sexe féminin parce que le fœtus est moins vigoureux dans ce cas et s'échappe moins facilement que s'il était du sexe masculin. Son *volume exagéré* constitue aussi un obstacle redoutable : aussi que les petites femmes se gardent bien de se marier avec un homme de taille élevée : Parfois c'est la tête seulement qui est disproportionnée. « Ego vidi Paduæ puerum unius anni habentem caput magis magnam quam caput magni viri et continue crevit ad magnitudinem incredibilem. » Savonarola avait donc vu des hydrocéphales.

Comme on admettait alors l'intervention active du fœtus dans l'accouchement, il était tout naturel de regarder sa débilité comme une grave cause de dystocie. L'enfant à deux têtes ou celui qui a une bosse dans le dos passe difficilement. Il en est de même de la grossesse gémellaire dont on s'exagérait fort l'influence vers cette époque : « Item quum sunt plures in matrice embryones et unum alium impedit. » Les mauvaises présentations sont aussi fort à craindre. C'est à la sage-femme de prendre alors les précautions d'usage.

Les causes de la dystocie d'origine utérine sont la petitesse de l'utérus, sa sécheresse qui empêche le glissement facile du fœtus, les inflammations de ce viscère ou les maladies du voisinage, les rhagardes de l'anus, les hémorroïdes.

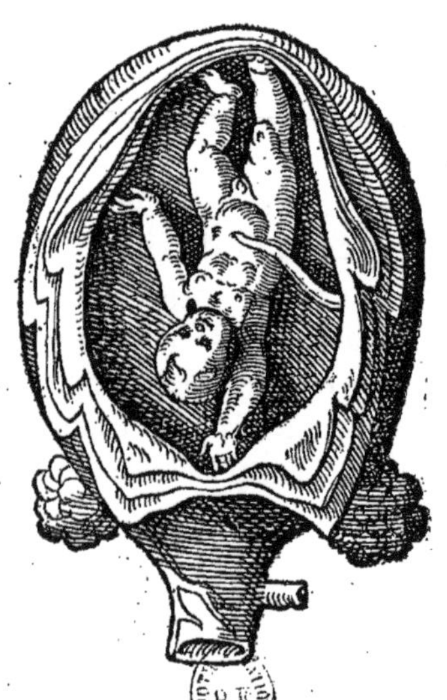

Présentation du sommet avec procidence d'un bras d'après Rhodion

Les membranes peuvent enfin gêner considérablement la sortie du fœtus si leur épaisseur et leur résistance les empêche de se rompre ; quand les eaux s'écoulent au contraire trop vite, les voies par où passe le fœtus restent trop sèches. Une vessie pleine, un rectum bourré de matières fécales sont aussi des conditions défavorables : « Nocumentum ex retentione urinæ, etc., » dit-il.

Savonarola n'oublie pas comme ses contemporains d'incriminer l'action nocive de certaines saisons, notamment de l'hiver qui par le froid qu'il détermine resserre les tissus.

Les signes avant-coureurs de l'accouchement sont le ventre affaissé, la lourdeur de l'ombilic, les douleurs de reins et l'humidité du vagin « et matricis humiditatem. »

Si la femme respire facilement tout va bien : « Nam difficultas anhelitus significat difficilem et si dolor erit in posterioribus erit difficile. »

Les accouchements difficiles sont très périlleux, car ils peuvent amener de la péritonite : « partus difficilis quandoque producit ad magnitudinem ventris et inflationem mirach. » Le traitement se divise en prophylactique et curatif.

Le traitement prophylactique indiqué par Savonarola n'offre rien de remarquable, il est absolument semblable à celui indiqué par les auteurs précédents : mais il est exposé avec peut-être plus de détails et surtout de méthode.

Le traitement curatif consiste surtout en remèdes expulsifs tels que sternutatoires, vomitifs : Les bains, les fumigations, les onctions rendent aussi des services. Mais l'auteur parle en outre de l'intervention manuelle, c'est-à-dire de la version céphalique par manœuvre interne des crochets, des embryotomes. Au fond tout cela était très mal réglé, notamment quand il s'agissait d'amener le fœtus qui se présentait mal à sortir tête première : « Obstetrix manu sua reponat suaviter pedes suos, deinde revolvat se patiens donec embryo revolvendo se inclinet caput inferius ad portam egressionis. » Cependant si cette manœuvre ne réussit pas et qu'il ne sorte qu'un pied, on tirera l'autre pied au dehors et on fera l'extraction de l'enfant.

Savonarola n'est pas plus que les hommes de son temps à l'abri de la superstition. Lui aussi parle de l'efficacité des amulettes et de la pierre d'aimant.

Dans le chapitre suivant intitulé *De retentione secundinæ*, on trouve incriminées la débilité de la matrice, les adhérences : « Nam secundina potest fundo matricis esse affixam et cotyledonibus alligatam. » La sécheresse peut aussi être invoquée. « Item remansit quum sicca ex fluxu sumit. » Comme symptômes la malade ressent des pesanteurs dans le ventre et d'autre part la sage-femme ne trouve rien par le toucher : « Et digiti obstetricis nihil attingunt. » Le pronostic est grave : « Ex retentione secundinæ mulier ita mortis periculum occurrit. »

BARTHOLOMEO MONTAGNANA

Nous empruntons à Siébold ce que nous disons sur cet auteur. Professeur à Padoue, mort en 1460, il ne parle que des maladies des femmes qui rentrent dans le domaine de la gynécologie. Il parle cependant des moyens qu'il faut employer pour éviter l'avortement mais sans rien d'original, ainsi que nous avons pu nous en convaincre par nous-même.

ANTOINE BENEVINI

Toute autre est la valeur d'Antoine Benevini auquel Siébold décerne avec raison de grands éloges. Lui aussi comme Valescus ne s'était décidé à écrire qu'après une longue pratique de 32 ans. Son traité *De abditis morborum causis* n'a même été publié qu'après sa mort par son frère Jérôme Benevini. C'est le résumé exact des cas qu'il avait pu observer dans l'exercice de sa profession. Aussi comme le dit l'auteur allemand, la nature est-elle fidèlement reproduite telle quelle et non pas trahie comme elle l'avait été tant de fois auparavant : trois chapitres sont consacrés spécialement à la dystocie. Celui qui porte le chiffre 29 relate entre autre une présentation de l'épaule, pour laquelle l'auteur tenta vainement la version céphalique puis podalique, et dut enfin se servir du crochet qu'il ficha dans le dos du fœtus. La mère survécut, ce qui ne se serait certes pas produit si Benevini, au lieu d'écouter une noble hardiesse, s'était contenté des remèdes expulsifs mis en œuvre par ses prédécesseurs.

ALEXANDRE BENEDICTUS

Son œuvre est une compilation, mais elle est intéressante parce qu'elle est faite d'après les Grecs et non d'après les Arabes. Il recommande, quand la version céphalique par manœuvre interne ne réussit pas, de ne pas s'obstiner et de tirer par les pieds le fœtus au dehors. Il n'hésite pas non plus à dire, contrairement à Hippocrate, que le fœtus de huit mois peut naître viable. Il y a aussi des remarques intéressantes sur le bassin de la femme, notamment sur le sacrum. Il ne croit pas à l'écartement pendant l'accouchement des surfaces articulaires de la symphise pubienne.

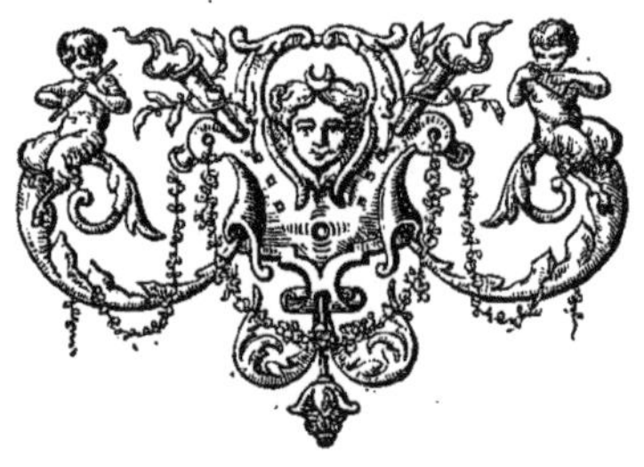

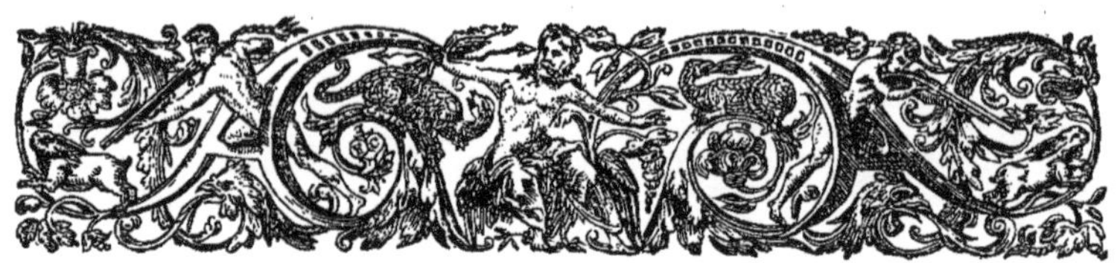

DEUXIÈME PARTIE

RENAISSANCE

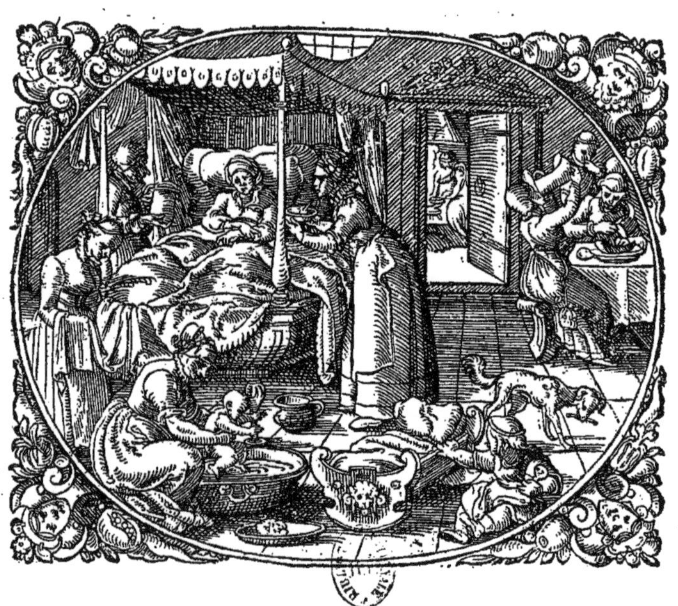

CHAPITRE VII

PROGRÈS DE L'ANATOMIE DES ORGANES GÉNITAUX EN ITALIE DEPUIS MUNDINI JUSQU'A ARANZI

Ce qui avait manqué aux auteurs que nous avons analysés dans la première partie de notre travail, c'est la pratique journalière des accouchements et les sérieuses notions anatomiques, sans lesquelles cette pratique n'est qu'une routine. Cette grave lacune fut peu à peu comblée par les importantes recherches des anatomistes italiens dont le plus ancien Mundini remonte jusqu'au XIIIe siècle. Malheureusement leurs découvertes n'eurent guère d'écho au delà des Alpes, et pour les faire connaître et apprécier, il a fallu qu'elles aient été confirmées par Vésale. Mais avant d'entrer dans des détails, passons rapidement en vue ce que les anciens avaient appris à leurs successeurs sur les organes génitaux de la femme.

Jusqu'à Aristote on peut dire que les médecins de la période gréco-romaine n'ont eu là-dessus que des idées fort vagues malgré les dissections d'Empédocle, d'Alcméon, de Démocrite, etc. Cependant *Dioclès de Caryste*, un des médecins les plus illustres qui soient venus après Hippocrate, avait fait des recherches importantes et reconnu notamment l'existence des *cornes* de l'utérus.

Aristote compila tout ce qu'on avait écrit avant lui sur ce sujet et de plus il étudia les organes génitaux sur un grand nombre d'espèces animales ; mais pas plus que ses prédécesseurs, il ne disséqua de cadavres humains, ainsi qu'il le reconnaît lui-même.

C'est ce que firent au contraire les Alexandrins ; Galien le dit formellement. Leurs descriptions durent se rapprocher singulièrement de celles que nous possédons aujourd'hui. Malheureusement leurs écrits ne sont pas parvenus jusqu'à nous et Galien, le seul qui parle avec détails de leurs découvertes, est un mauvais guide, car il mélange constamment ce qu'il leur emprunte avec ses propres recherches sur les animaux. Il vaut mieux consulter le célèbre passage de Soranus sur l'anatomie de la matrice.

« On donne, dit-il, à la *matrice* le nom d'*utérus* ou de *delphys*, on l'appelle *matrice* parce qu'elle est la mère des embryons engendrés d'elle, ou parce qu'elle rend mère celles qui en ont une, ou selon quelques-uns, parce qu'elle implique la mesure du temps pour la menstruation et l'accouchement : on la nomme utérus parce qu'elle n'accomplit ses œuvres que plus tard ou parce qu'elle occupe la dernière place parmi les viscères sinon rigoureusement, du moins par une interprétation large ; on lui donne le nom de delphis, parce qu'elle a la faculté d'engendrer des frères. La matrice est située dans la courbe formée par l'écartement des hanches, entre la vessie et le rectum, étant placée sous le premier et sur le second organe, quelquefois entièrement, d'autres fois en partie, attendu que son volume est variable..... Après l'accouchement la matrice revient sur elle-même, il est vrai, mais elle conserve un volume plus considérable qu'avant la première grossesse..... Des membranes minces rattachent la matrice du côté des organes situés sur elle, à la vessie et du côté des organes situés sous elle au rectum, tandis qu'elle est retenue latéralement et en arrière par les membranes qui prennent leur origine aux hanches et au sacrum. Par conséquent si ces membranes se contractent par l'inflammation, elle est déviée latéralement..... Quant à sa figure l'utérus ne présente pas celle d'une spirale comme

chez les animaux privés de raison, *mais elle ressemble aux ventouses des médecins*. En effet, commençant par une partie large et arrondie, elle finit en se rétrécissant par un orifice étroit en comparaison de son extrémité supérieure placée au fond. On appelle orifice, la première partie de l'utérus, laquelle est placée au devant, col, la partie qui vient après, nuque, celle qui vient ensuite, tronc, l'ensemble de ces trois parties, épaules, les parties latérales qui sont les premières à s'élargir après le col, côtés, les parties suivantes, fond, la dernière partie, base, ce qui est placé au-dessous du fonc et sac, tonneau ou reins, l'ensemble de cette cavité. L'orifice de l'utérus est situé au milieu du vagin, car le col (vagin) est serré de tous côtés par les grandes lèvres et la distance de ces dernières parties à l'orifice est plus ou moins grande suivant l'âge ; cependant elle est ordinairement de cinq à six doigts chez les femmes qui sont déjà arrivées à la puberté. L'orifice devient plus facile à atteindre pendant l'accouchement parce que le col s'allonge. La grandeur de l'orifice diffère aussi ; cependant chez la plupart des femmes son étendue dans l'état normal égale celle de l'extrémité du conduit auriculaire. Dans certaines circonstances l'orifice se dilate, par exemple quand l'organe du coït se fait sentir pour recueillir le sperme, pendant la menstruation pour excréter le sang..... Quant à la structure de l'utérus l'ensemble est nerveux, car cet organe ne se compose pas de nerfs seulement, mais aussi de veines, de chairs et d'artères. »
Malheureusement Hérophile ne semble pas avoir vu que les trompes (canal spermatique du testicule femelle) se jetaient dans l'utérus. Il les faisait aboutir au col de la vessie, comme nous l'apprend Soranus. Il est probable qu'il admettait deux tuniques, ainsi que Galien, l'une externe et péritonéale, l'autre interne et appartenant en propre à l'utérus. En tout cas, il est certain qu'il n'a pas admis les cotylédons. En effet, voici ce qu'écrit Soranus : « Dioclès prétend qu'il y a aussi des cotylédons ou excroissances en forme de mamelles larges à la base, terminées en pointe au sommet, créés par prévoyance par la nature pour exercer le fœtus à attirer le mamelon du sein. Mais

cette opinion sur les excroissances ne concorde pas avec les dissections ; on ne trouve pas de cotylédons. »

A partir des Alexandrins, on ne disséqua guère des cadavres humains, car les mœurs et les traditions religieuses s'opposaient à cette pratique qu'on considérait dans le public comme une sorte de sacrilège. On fut donc obligé d'en revenir, comme Dioclès de Caryste, aux animaux, et naturellement on s'exposait ainsi à commettre de graves erreurs, dès qu'on essayait de conclure des animaux à l'homme. Galien est un bel exemple de ce que nous venons d'avancer, bien qu'il ait été un des génies les plus remarquables dont puisse s'honorer la médecine.

Ses recherches sur les animaux paraissent avoir été très nombreuses, mais, n'ayant pas eu comme les Alexandrins de femmes à disséquer, il a trop conclu d'une espèce animale à l'autre ainsi que Vésale le lui reproche avec juste raison. Or, malheureusement pour lui, les viscères de la génération chez la femme ont un grand nombre de caractères qui leur sont propres. Cependant le volume de l'utérus, variable suivant l'âge et l'existence d'accouchements antérieurs, les rapports, les ligaments sont longuement décrits, et souvent avec bonheur. Comme structure, il assigne à la matrice deux tuniques, l'une fibreuse et externe, l'autre mince, comme veineuse, et qu'on découvre surtout au fond de l'organe. Enfin il a fait la division capitale de l'utérus en corps et col.

Mais il a, par contre, admis la bifidité de l'utérus, et de plus il le croit séparé en une série de loges, il admet des cotylédons, la nature entièrement maternelle du placenta, la persistance, jusqu'à la naissance de l'allantoïde.

L'anatomie *qui n'avait du reste jamais été bien répandue chez les médecins de l'antiquité*, et qui n'avait guère été cultivée que par quelques intelligences d'élite, périclita de plus en plus après Galien, qu'on se contenta de reproduire jusqu'à Mundini ; aussi la description des organes génitaux de la femme ne fit-elle aucun progrès.

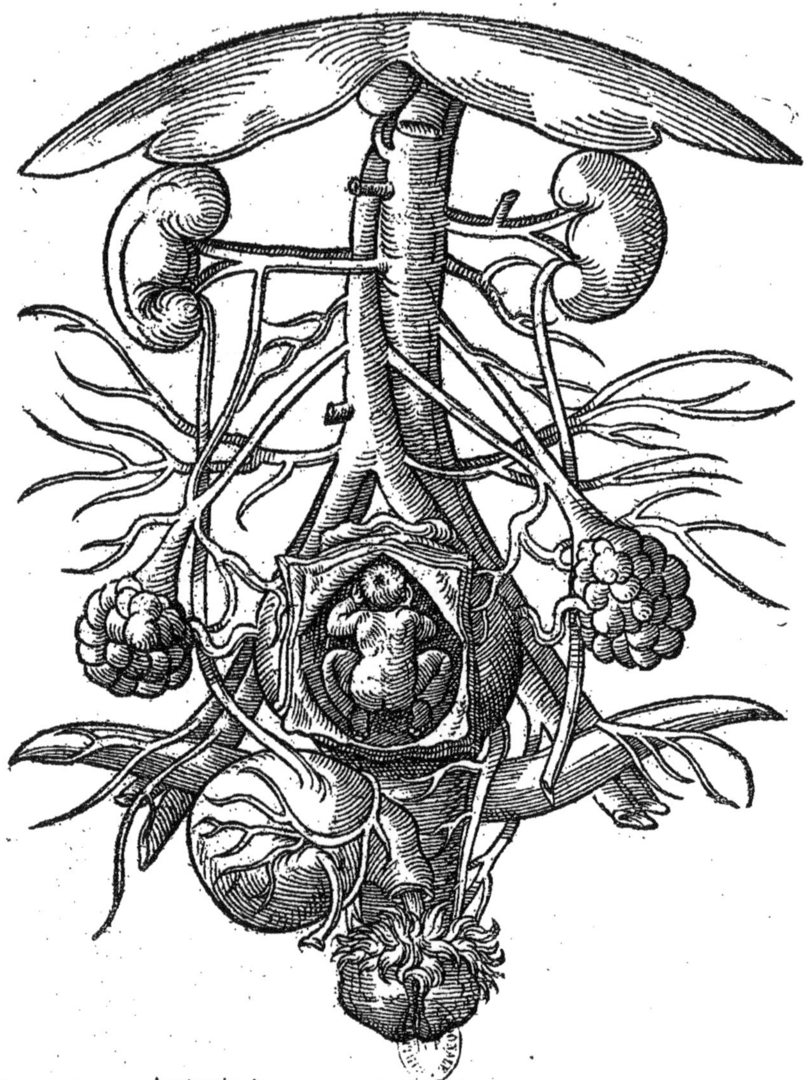

Anatomie des organes génitaux d'après Vésale.

MUNDINI

Mundini, plus heureux que Galien, avait pu disséquer des femmes ainsi qu'il nous le raconte lui-même. Il reconnut que l'utérus était simple et non bifide, enfin il compare le col, dont il a laissé une bonne description, à un museau de goujon. D'ailleurs, pour mieux fixer les idées, nous allons rapporter le passage auquel nous faisons allusion.

DE ANATOMIA MATRICIS

Mundinus, *Anatomia, éditée par Eriander, professeur à Marpurg; Marpurg, imprimerie de Justhiar Egenolphus.*

« Et ut continuetur hic sermo, si facis anatomiam in muliere, debes post vasa spermatica videre anatomiam matricis ejus, sicut in aliis membris; videas primo locuæ et colligentiam, secundo figuram, tertio quantitatem, quarto substantiam, quinto numero partium ejus, sexto nocumenta ejus. *Locum* ejus videbis, quia est posita in concavitate alchalim et est concavitas illa circumdata spondilibus alanis et caudæ a parte, posteriori et a parte anteriori a parte quæ dicitur pectem sive fœtum, quia ipsa immediate locata est inter intestinum rectum, quod est sicut culatra ejus ex parte posteriori et vesica ex parte anteriori et specialiter quantum ad collum ejus, qui ejus collo supervenit collum vesicæ, licet concavitas ejus alterior sit concavitate vesicæ, inter dextrum autem et sinistrum posita est in medio directe. Deinde vide *colligentiam* ejus quæ maxima est, quia habet colligentiam quasi cum omnibus membris superioribus, quia cum corde et hepate mediantibus venis et arteriis cum cerebro ratione nervorum multorum secundum quantitatem vesicæ variatur tamen ratione aliorum, quia majoratur vel minoratur ratione coitus, quia mulier quæ fecundavit majorem matricem habet quam sterilis. Secundo ratione coitus, quia mulier utens coitus, majorem habet matricem virgine vel continente, ut accidit viris in membro pudendo eo quod operatio magnificat membrum secundum galen de interioribus. Tertio ratione ætatis, quia juvenis majorem habet puella. Quarto ratione complexionis et habitudinis totius, ista potest colligere. Et propter istas causas mulier, quam *anatomizavi* anno præterito 1315 anno Christi, januarii mense, majorem duplo habebat matricem, quam illam quaæ *anatomizavi* anno eodem, mense martii. Potuit esse etiam quinta causa quam ibi ponit Avicenna, scilicet quia prima erat menstruata, et tempore menstruationis impinguatur et ingrossatur matrix, diversificatur etiam matrix in quantitate ratione generationis, quoniam matrix animalis generativi major est quam matrix unius generative et propterea major centris erat matrix porcæ, quam anatomizavi 1316, quam unquam viderim in femina humana potuit tamen alia esse causa : quia erat prægnans et in utero habebat porcellos et in ea monstravi anatomiam fœtus sive prægnantis.

Quarto videas *substantiam* ejus quæ *nervosa* et pelliculosa ut possit dilatari ad fœtum continendum est ideo est frigidæ et siccæ complexionis, est etiam substantia ejus spissa multum, quæ subtiliatur in dilatatione necessaria. *Quinto* videre debes numerum partium ejus ipsa quem habet partes exteriores et intrinsecas. Exteriores sunt latera ejus quibus sunt alligati testiculi, vasa seminaria jam dicta, et cornua ejus et collum cujus extremitas est vulva et circa collum nota quod ipsum est longum in quantitate palmi ut virga lactum et dilatabile et ideo pelliculosum rugosum rugas habens admodum sanguifrigorum ut titillatio ei ex virgam coitu contingat. Et in extremitate ejus in parte superiori vel anteriori est foramen colli vesicæ intra vulvam per 2 vel 3 digitos. Et in extremitate vulvæ sunt duæ pelliculæ se levantes et declinantes super orificium predictum ut prohibeant ingressum aeris et rerum extranearum in collum matricis vel vesicæ sicut pellicula præputii tuetur glandem et ideo vocata ea in loco prædicto præputia matricis. Partes intrinsecas videre potes, *scendendo eam per medium* et tunc videbis os ejus et concavitatem ejus, os ejus est nervosum multum factum admodum oris *catuli* nuper nati velut proprius loquar, admodum oris *tincæ* antiquæ et in superficie ejus in virginibus est *velamentum*, quod in violatis rumpitur et ideo sanguinatur.

Concavitas vero ejus habet *septem cellulas*, tres in parte dextra et tres in parte sinistra et unam in summitate vel medio ejus, et istæ cellulæ non sunt nisi quædam concavitates in matrice existantes. In quibus potest sperma coagulari cum menstruo et contineri et alligari orificiis venarum.

Ex his omnibus apparent juvamenta matricis, quia principaliter est facta propter conceptionem et per consequens ut totum corpus superfluo sanguine indigesto purgetur, et hoc in homine, quia alia animalia menstruorum fluxum non patiuntur, quia tales superfluitates consumantur in eis in pellem, pilos, ungues, rostra, pennas et hujusmodi, homo autem caruit istis.

Et id patet quod *multis passionibus* est submissa, et multa membra per compassionem eidem compatiuntur, quæ sint passiones ei propriæ accidentia causæ et auræ longinquum esset narrare et extra propria intentionem, sed quære in locis præ allegatis, approprietatis ut in 3 can. feu 21 serapii. Razi et aliis quæ eidem passiones compassiones existunt sunt tot quot sunt membra quibus est colligata. Quæ sint illa dictum jam et vidisti. Unum tamen ex anatomia potes perpendere, quod ponit Galenus, de interioribus cap 4 quod suffocatio matricis non fit, quia matrix corporaliter moveatur usque ad collum gulam, vel pulmonem quia hoc et impossibile sed hoc contingit sive accidit quia ipsa non potens expellere vapores per partes inferiores propter aliquam causam movetur et constringitur in parte inferiori ut expellat ad superiora, et si isti vapores per colligantiam jam dictam perveniant ad stomachum, per compassiones ad arteriam asorti faciunt singultum et eructationem frequenter et tunc mulieres dicunt quod habent matricem in stomacho. Si vero illæ vapores perveniant ad pulmonem et impediant operationem ejus vel et per consequens cum stomacho ratione utrorumque cum membris quæ sunt in medio ut cum diaphragmate, renibus et mirach quia mediantibus his cum prædictis colligatur et specialiter cum mamillis, ut dixi ; licet etiam cum eis sit colligentia mediantibus aliis venis, quæ oriuntur a vena chili ascendente, quæ oriuntur sub furcula ut infra dicetur. Colligata etiam est cum membris inferioribus uti vesica per collum ejus colligata, ut etiam anchiis et juncturis ambabus sciæ per duo ligamenta grossa et fortifia, alligantia matricem ad anchas, quæ justa matricem sunt grossa et lata juxta anchas subtilia, procedentia sicut cornua a capite animalis et ideo vocata sunt cornua matricis.

Figura ejus est quadrangularis (Arabes) cum quadam rotunditate habens collum longum in parte inferiori. Et hujus figuræ causa fuit exigentia loci et utilitas sive necessitas propter quam fuit creata, quæ postea dicetur, qui per talem figuram habet distinctionem septem cellularum, quæ dicentur inferius.

Tertio videas de *quantitale* ejus ; quantitas ejus propria mediocris ut diaphragmatis, scilicet anhelitum, dicunt mulieres quod habent matricem in gula quia sicut trachea arteria est ordinata ad operationem anhelitus immediate. Si vero illi vapores perveniant ad cor, quod raro contingit, suffocationem cum syncopi patiuntur et dicunt tunc mulieres quod matrix ad earum cor pervenit verum est quod hæc suffocatio fit per compassionem ad diaphragma propter alligationem quam habet matrix ad diaphragma et lumbos, *non enim ipsa pervenit ad hæc membra*, sed *vapor* quomodo autem possit et per quas vias pervenire ad ipsa potuisti videre quæ sit curatio et cum quibus quæras ab auctoribus quia anatomia in his principaliter dat notitiam locorum. »

Le livre de Mundini fut bientôt classique, et il fit faire de véritables progrès, du moins pour la splanchnologie. Son œuvre fut d'ailleurs complétée d'abord par Mathieu de Gradibus, puis par

Achillinus, mais surtout par Gabriel de Zerbis et Bérenger de Carpi.

Mathieu de Gradibus, dans la courte notice qu'il consacre à l'utérus dans son commentaire d'Avenzoar, parle des œufs de l'ovaire. Achillinus a signalé d'une façon formelle la membrane hymen.

Quant à *Gabriel de Zerbis,* praticien habile qui passa toute sa vie à Crémone où il était né, sa description est très diffuse, d'un langage incorrect ; il a cependant bien étudié les ovaires qui, dit-il, ne sont pas ronds mais aplatis ; il a comparé le col à un museau de goujon, enfin il a fort bien signalé les ligaments de l'utérus, notamment le ligament rond. Il connaissait indubitablement les trompes, mais il les décrit mal.

Le plus grand des successeurs de Mundini est certainement Bérenger de Carpi.

BÉRENGER DE CARPI

Comme nous l'avons dit plus haut, les œuvres de Mundini étaient devenues classiques et leur lecture publique était obligatoire à l'école de Padoue. Bérenger de Carpi, un illustre professeur de l'université de Bologne (1502-1527), qui mourut en 1550, à Ferrara, composa sur Mundini un volumineux commentaire où il explique cet auteur et le complète, soit par ses recherches personnelles, soit par les emprunts qu'il fait aux Anciens et aux Arabes. Le style n'est pas des plus lucides et, de plus, il est écrit en un très mauvais latin, aussi croyons-nous devoir emprunter à la thèse de M. Peillon, inspirée et dirigée par M. de Tornery, la traduction qu'en a fait notre ami : la lecture en sera plus facile, on y verra niée l'existence de deux cavités dans l'utérus que Vésale, bien plus tard, n'osera pas rejeter tout à fait. Bérenger ne croit pas non plus que les garçons soient dans le côté droit de la matrice et les filles dans le côté gauche. Il constate aussi, ce qui est très important, que le *bassin de la femme* est plus *grand* que celui de l'homme ; le vagin (col de l'utérus) et la matrice sont bien décrits et cet auteur semble le premier qui se soit servi de la comparaison avec le museau de tanche qui est restée.

Dans le chapitre CCXXV, il signale deux extirpations heureuses de l'utérus et une opération césarienne post mortem. Dans le chapitre CCXVIII, il cite plusieurs cas de puberté précoce et l'existence d'une grossesse chez une fille de huit ans.

Comme Gabriel de Zerbis, *il n'admet qu'une veine ombilicale* et non deux, comme le voulait Galien.

Enfin, il s'étend longuement sur l'embryologie en suivant du reste entièrement les doctrines galéniques.

COMMENTAIRE DE BÉRENGER

« Nous venons de voir l'anatomie des vaisseaux spermatiques telle qu'elle est exposée dans Mundini, et à ce sujet nous avons discuté les opinions d'Hippocrate, Aristote, Galien, Averrhoès, Mundini. Nous devons maintenant nous occuper de l'anatomie de la matrice. Nous dirons d'abord son nom, puis en second lieu sa situation, afin de conserver l'ordre d'exposition de Mundini. En troisième lieu nous nous préoccuperons de ses connexions, en quatrième lieu de sa figure, en cinquième lieu de son volume, en sixième lieu de sa structure, en septième lieu des parties qui la composent, en huitième lieu de ses ligaments, en neuvième lieu des passions hystériques.

Disons que cette partie du corps, qui est comme *malade* naturellement, possède une multitude de noms. Aristote dans son histoire naturelle l'appelle membre utérin ou vulve : Averrhoès et beaucoup d'autres la désignent sous le nom de génitoires, d'utérus aussi, et même parfois de vulve. Ils appellent la partie supérieure corps et inférieure col et orifice de la matrice. Celse en effet, l'appelle canal et col de la matrice, l'usage veut qu'on donne le nom de vulve au col de l'utérus. Cependant Hali-Abbas réserve cette dénomination à la fente qui se trouve entre les deux os pubis. Rufus lui avait donné le nom de divisions (séparations) : Galien donne à cette fente le nom de pudendum dans son livre sur la dissection de la matrice. Il nomme utérus le reste qui s'étend de l'orifice de la matrice au fond de l'organe.

Columelle dans ses annotations l'appelle animal féminin et matrice propre à former l'embryon. Dans le livre X sur le coq, il dit que les poules ont des matrices longues et fortes, renflées, etc.; plus loin, commentant un passage de Varon, il dit : on appelle matrice les parties aptes à la procréation : les auteurs englobent le tout dans la partie. Avicennes et Hali-Abbas appellent aussi celle-ci matrice : c'est le nom que lui donne Galien dans une foule d'endroits; il dit que cela correspond au mot utérus. Celse l'appelle vulve et génitoires : Nicolas et Egidius l'ont surnommée moneta (coin, ventre, utérus et alvus) qui signifie panse et en bas latin, matrice. Dans l'introduction aux médecins, Galien englobe toutes les parties génitales dans le terme pudendum et le sinus υστρεα (corruptions du mot ὑστρον), et aussi prœtigomata; la partie saillante reçoit le nom de canule, je crois qu'il s'agit ici du prépuce de la matrice, qu'on avait l'habitude de raccourcir en Egypte quand sa longueur était trop considérable. En dedans est le col du pudendum qui est compris dans le sphincter, grâce auquel nous retenons nos matières. La matrice a deux orifices : le premier, le plus externe est l'orifice du col, on y trouve des peaux qu'a signalées Hali-Abbas. Quelques-uns les appellent badera et le vulgaire bendella (c'est notre membrane hymen) d'autres hystræ de υστηρον, qui désigne la matrice. On a donné aussi le nom de châtaigne, à ce qui représente le prépuce des hommes. L'orifice interne a été comparé par Mundini à la gueule d'un chat nouveau-né ou au museau de tanche, c'est l'orifice interne de la matrice : c'est lui qui se ferme au moment de la conception et s'ouvre au moment de l'expulsion du fœtus et de l'écoulement des menstrues. C'est lui aussi qui se dilate et pompe le sperme comme une ventouse au moment du coït.

On a appelé la *concavité* de la matrice, dans laquelle est contenu le fœtus, et réceptacle, cellule, chambre, sinus. Gabriel de Zerbis dit qu'on a donné le nom de matrice à l'utérus, parce qu'il forme le fœtus avec le sperme et le sang menstruel, comme le coin d'une médaille. On lui a donné, reprend-il, le nom de vulve parce qu'il enferme le fœtus comme le ferait une porte (valva), on pourrait aussi dériver ce mot de vouloir (vult) parce que l'utérus est sans cesse avide de sperme et de coït. Nicolas affirme qu'on l'appelle mère parce qu'elle nourrit le fœtus comme une mère allaiterait son enfant.

II. La question des noms de la matrice ayant été traitée, occupons-nous de la situation de l'organe qui a été très bien exposée par Mundini. Consultez aussi Galien sur les raisons qui ont imposé cette situation de la matrice. Que le lecteur remarque aussi combien la figure de la matrice est bien adaptée à celle de la verge de l'homme. Comme le dit Galien et Avicennes, ce sont les mêmes parties, mais devenues externes chez l'homme et internes chez la femme, l'utérus représente le scrotum; le col la verge, les testicules sont les mêmes, plus extérieurs, plus gros et plus ronds chez l'homme, plus profonds, situés de chaque côté de la vulve, plats chez la femme. Comme les hommes, les femmes ont leurs vaisseaux spermatiques qui se distribuent aux testicules et à l'utérus; même entortillement et sinuosités de ces vaisseaux servant au même but, à la sécrétion du sperme. Ils sont seulement plus longs chez l'homme et plus courts chez la femme.

III. — Bérenger de Carpi se livre, à propos des raisons ontologiques qui ont amené les différences que l'on aperçoit dans les organes génitaux de la femme et de l'homme, à une longue discussion aussi grotesque qu'inutile. Il fait remarquer que les organes génitaux de la femme devaient être beaucoup plus imparfaits que ceux de l'homme parce qu'ils manquent naturellement de chaleur. Les testicules féminins, notamment, sont plus petits et plus imparfaits parce que leur sperme doit être moins abondant, plus froid et plus humide que celui de l'homme, aussi le sperme est-il incapable de procréer à lui seul l'embryon. Leur sexe étant parfait, les mâles le gardent toute leur vie, il n'en est pas de même des femmes qui en gagnant en perfection peuvent changer de sexe. Bérenger de Carpi rapporte à ce sujet la ridicule histoire d'une femme qui, sous le consulat de Lucinius Crassus et Cassius, se transforma en homme ; ce sont, dit-il, ces raisons qui ont changé la situation des organes chez l'homme et la femme, qui ont modifié en même temps leur figure.

IV. — Le chapitre suivant est beaucoup plus intéressant, aussi le donnerons-nous en entier. « La question de *volume* a été bien traitée par Mundini, mais que le lecteur fasse attention qu'il est impossible de la résoudre par une seule dissection. Ainsi dans l'état fœtal et l'enfance, la matrice est extrêmement petite, plus petite assurément que la vessie chez les jeunes filles. Au moment de l'adolescence la matrice augmente un peu de volume, elle dépasse comme grosseur une vessie à l'état de vacuité, mais non quand celle-ci est remplie d'urine, car alors la vessie est bien plus grosse à moins que la matrice renferme le sang des menstrues ou toute autre liqueur qui la dilate : la matrice augmente notablement de volume pendant l'état gravide et à la suite de grossesses répétées. Elle diminue au contraire pendant l'âge sénile. En effet, comme le dit Galien, la matrice devenue paresseuse n'a que faire d'avoir un grand volume. Certains auteurs ont soutenu que le calibre et la grosseur du col de l'utérus (notre vagin) était exactement proportionnel à celui de la verge de l'homme en état d'érection. Galien se contente de dire que la hauteur du pudendum (vulve) au fond de l'organe est d'environ onze travers de doigts et que d'autre part la matrice atteint transversalement les deux reins par ses cornes. Hali évalue sa hauteur à douze travers de doigts. Avicennes croit que la longueur du col varie de six à onze travers de doigts et qu'il est proportionné à la longueur de la verge en érection.

D'autres soutiennent que cette longueur est d'une palme, comme Vitruve, d'autres que celle-ci mesure deux palmes, dont une pour le col. J'ai fait un grand nombre de mensurations pendant et en dehors de la grossesse, et même dans ce dernier état les chiffres n'étaient point concordants. Le chiffre n'est donc point invariable.

En effet une grande femme aura une grande matrice et ce sera le contraire pour une petite femme. Le volume aussi n'est point fixe, que ce soit pour une raison ou pour une autre. Retenez seulement que la grandeur de la matrice est proportionnelle à celle du corps, et cela tombe sous le sens commun. D'autre part le col et le corps de la matrice sont élastiques et extensibles, de telle sorte que l'utérus peut être grand ou petit suivant certaines circonstances, telles que les règles, les substances molles ou liquides que peut renfermer son intérieur, suivant qu'il y a grossesse simple ou multiple, suivant qu'il y a aposthème (abcès) de la matrice. J'ai traité dernièrement à ce propos avec maître Leonello Severino une femme qui était atteinte d'un aposthème de la matrice, qui contenait plus de cinq livres de liquide. Que ce fût de l'eau ou autre chose, au bout d'un jour elle mourut, elle était enceinte, j'ouvris le ventre croyant trouver pour le moins deux fœtus que j'espérais avoir le temps de baptiser, mais au lieu de cela je vis un fœtus femelle en dehors de la matrice, au milieu de la masse intestinale. J'examinai la matrice dans laquelle était situé le fœtus, elle était aussi mince que l'épiploon et rompue dans un endroit par où avait passé le fœtus, car il faut remarquer qu'on était vers la période où devait s'effectuer l'accouchement.

VI. — Mundini a peu insisté sur la structure et les connexions de la matrice : Galien dans son livre de la dissection de la matrice dit qu'elle est veineuse, de telle sorte qu'elle peut s'étendre et se rétracter aisément ; le même Galien distingue deux tuniques : l'une interne, l'autre externe ; la tunique interne serait très rugueuse vers le fond, la tunique externe est plus nerveuse et beaucoup plus épaisse, elle est parcourue par de nombreuses veines et artères. Il dit que le col de la matrice est musculaire, formé d'une substance dure et comme cartilagineuse, qui s'accentue comme dureté à mesure qu'on avance en âge. Hérophile a assimilé sa consistance à celle de la trachée. Il y a dans la matrice, d'autre part, toutes sortes de fibres pour attirer, pomper et expulser. Avicennes soutient que la substance de l'utérus est nerveuse, car elle ressemble aux nerfs par leur couleur ;

elle peut s'étendre à volonté pendant la grossesse. Jacques (Jacobus) soutient qu'elle ne peut être de nature nerveuse ou qu'elle l'est très peu car sans cela les douleurs seraient fort vives au moment de la conception. Galien soutient qu'elle reçoit des nerfs et qu'elle est très sensible, beaucoup plus même que la peau, c'est pourquoi elle se réjouit beaucoup pendant le coït grâce aux nerfs qu'elle reçoit. Certains auteurs soutiennent que le fond de l'utérus reçoit moins de nerfs que les autres parties de la matrice, notamment que le col, parce que c'est la partie qui souffre le moins pendant l'accouchement. Beaucoup pensent que le col de l'utérus serait la partie la plus riche en nerfs et la plus sensible, parce que c'est cette partie de la matrice qui se réjouirait pendant le coït. Au moment du coït l'esprit contenu dans la liqueur séminale vient rencontrer le col très sensible, pénètre dans les porosités de ce dernier pour se répandre dans toute sa substance et celle du corps de la matrice et y détermine du chatouillement et de la volupté. C'est ce plaisir qui porte au coït, qui entretient l'espèce ; sans lui celle-ci s'éteindrait bientôt ; quant à moi, lecteur, je crois que la matrice renferme beaucoup de nerfs et est très sensible, parce que j'ai eu à traiter des ulcères de la matrice où la douleur était très violente et telle que j'avais pitié de ces malheureuses ; et, comme le dit un certain Gilbert, anglais de nation, la femme souffre beaucoup de maux parce que beaucoup de nerfs se rendent à la matrice. Il n'est pas vrai, néanmoins, de dire, comme Avicennes et d'autres auteurs, que la substance de l'utérus est nerveuse, car il y a un élément charnu qui est diffus, comme cela a lieu dans les intestins.

Cette chair est entremêlée d'une foule de ligaments et de nerfs, elle n'est pas blanche comme celle de la vessie, mais elle ressemble à celle de l'estomac. En dehors de la conception elle paraît plus charnue et plus grossière, et plus nerveuse au contraire pendant l'état gravide ; en effet, quand les menstrues imbibent ses pores, elle a une apparence plus charnue. Cela saute aux yeux si on dissèque des sujets pendant et en dehors de la grossesse. Je crois que sa substance est froide, plus froide et plus humide que celle de l'estomac : la matrice me paraît beaucoup plus charnue que ne l'est ce viscère ; qu'on la prépare par corradation ou par dilacération, la substance du col est plus froide que celle du corps de la matrice, et en effet le col est plus charnu et plus dur que le reste de l'organe. Il s'y trouve beaucoup de muscles et de nerfs pour ouvrir et fermer la cavité du col pendant le coït. Il faut en effet que le col s'entr'ouvre pendant le passage de la verge et emprisonne le sperme, sans cela la conception serait impossible ; le col est rugueux pour augmenter les frottements de la verge et par cela même le plaisir de l'homme et celui de la femme. A l'entrée, le col se retrécit beaucoup en un point appelé hymen ; le coït dilate les rides qui le forment et le pannicule de la vierge. Il s'y trouve une foule de veines, qui, rompues, amènent une hémorrhagie assez abondante, comme on le sait. Il y a des femmes trompeuses qui cherchent à imiter ces rides par des injections astringentes.

La description des rapports de l'utérus est bien faite, mais copiée dans Galien et dans Mundini ; on y voit toujours le même luxe d'érudition ! la description des ligaments est à peu près celle de Gabriel de Zerbis.

FORMATION DES SECONDINES

Intellige tamen ut plurimum menstrua anullantur propter diminutum calorem in ætate senili et tum aliquæ ex illis superfluitatibus transeunt in pilos et in ungues et in similibus : vel ut dicit ibidem Aristoteles superfluitates expelluntur per urinam : urina dicit Aristoteles esse crassam et frequentiorem : ego tamen vidi urinas senis esse valde subtiles, veritas est senes frequentius mictionem faciunt et apud me tantum creditur quæ talis superfluitas menstrualis non sit in muliere quia senes non bene digerunt : et ideo non sit sanguis menstruus qui sit bene coctus : sed in sene generantur phlegmata quæ educuntur sputamina : et ita comprehenditur quæ natura de sanguine reperto in muliere magis consumat individuum quæ speciē ut patet cuicumque. Et Aristoteles secundum generationem dicit quomodo sit secundina et alii paniculi fœtus et dicit calescentis frigescentis ve rei extrema sic esse necesse est et animal non in humido sed deorsum contineri opetet : et vocantur ea quibus circumdatus est fœtus partim membranæ : alia secundinæ quæ majoris minorisve ratione differunt. Et etiam dicit quæ cor primum fœtu secernitur, et quæ est principium partium similium et dissimilium, et quæ venæ oriuntur ab eo, et quæ non modo sensu ita fieri constat : verum etiam ratione : et dicit cum enim gignitur de ambobus abjunctum jam est seipsum gerere gubernare et dispensare debet, perinde quasi filius a patre emancipatus : seorsum quo collocatus, itaque principium haberi oportet a quo etiam post ordo membrorum describat. Et quæcumque ad absolvendum animal pertinet disponantur. Et subito animal est quædam potentia quæ indiget habere unde accipiat inspectum alimentum, quamobrem utero ut parente : sicut planta terra utitur, ad cibum auriendum donec perficiatur : et jam sit animal potentia pestile : quo circa ex corde primum venas illas duas natura descripsit : de quibus venulæ veniunt in uterum ex quibus qui umbilicus vocatur constat. Umbilicus enim aliis *vena simplex*, in aliis vena *multiplex* est : quam venam putamen cuticulare ambit, et umbilicus vocatur, quoniam venarum imbecilitas tutellam opimentum que desiderat. Venæ autem quasi radices pertingunt ad uterum per quas alimentum haurit fœtus. Et ibidemque modum dubii dicit Aristoteles si cor oriatur sanguine prædictum et sanguis qui venit extrinsecus sit cordi alimentum : quomodo ante adventum sanguinis ab extrinsequo per umbilicum aderit alimentum ipsi cordi. Ipse ibidem solvit dubium et dicit totum alimentum non venit extrinsecus. Etdicetque umbilicus præbet nutrimentum et incrementum fœtui sicut radices plantis ab extrinseco. Et ibidem dicit quæ eadem est materia generationis et nutritionis : et dicit anima vegetativa est ita ut in omnibus animalibus sicut in plantis ; et ceteræ animæ partes aliis insunt : aliis desunt animalibus. Et dicit ibidem interiora prius generantur exteriora : et prius videntur majora quæ minora : et dicit primum superiora præ cordiis formantur. Et dicit inferiora sunt minora et minus discreta superioribus. Et dicit caput et oculi a principio sunt maximi : quia tota molles format prius. Et quæ inferiora ab umbilico exigua videtur sicut crura. Et ibidem dicit venas oriri a corde quæ tendunt deducta ab eo modo rivorum a fonte. Et dicit ortus similium partium est a calore vel frigore, ex quo sit ut caro ab igne resolvatur. Et dicit cornua ungues rostra : quia terrena sunt parum humoris et caloris habentia dum refrigescunt : calore evaporante duram formam capiunt : quamobrem igne molliuntur.

FORMATION DU CERVEAU

Mox ob ejus calorem frigiditas suprema ubi desinunt venæ respondens cordis calori constituit cerebrum. Itaque caput a corde continuo genera-

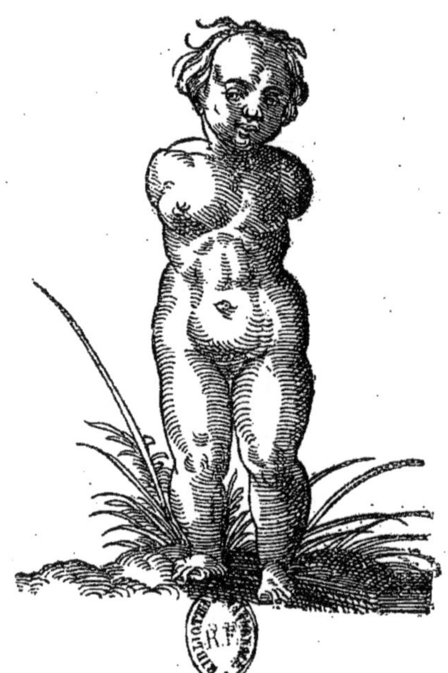

Monstre phocomèle d'après Rueff.

tione et magnitudine cæteris præstat principio enim cerebrum multum et humidum est et ideo etiam oculi sunt magni et molles et fero perficiuntur. Et dicitur sinciput inter ossa ultimum perficitur et per sinciput intelligitur locum ubi est commissura coronalis et sagittalis simul unitæ ; et causa hujus est judicio meo humiditas cerebri in isto loco.

FORMATION DES PARTIES NOBLES

Et dicitur partes nobiles animalis generari ex purissimo et sincerissimo alimento et alia membra non ita nobilia sint sed gratia nobilium genitorum ex deteriori excremento generantur. Et datur a natura ut paterfamilias qui nihil amittit et solet dispensare res familiæ ut cibus optimus sit liberis et deterior servis villissimis suis animalium.

LES QUATRE PÉRIODES DE LA VIE FŒTALE

Comme Galien, Bérenger admet quatre grandes périodes dans l'existence utérine. « Nam Galenus in primo libro de spermate distinguit fœtuum generationem in quatuor tempora; primum est : in quo spermatis species dominatur. Cum autem complectus fuerit sanguis cor vero et cerebrum inarticulata et non formata sunt. Coagulationem tamen et magnitudinem dignam ratione habent : hoc est secundum tempus. Tertium autem ultra hoc tempus est. Cum ut dictum est tria principia est manifeste videre et descriptionem et velut figurationem omnium quartum autem et perfectum est tempus cum jam omnia quæ articulata sunt et non adhuc solum embryonem sed etiam infantem nominat fœtum mirabilis Hippocras. »

VESALE

Vésale a fait une bonne étude des organes génitaux de la femme. Il a établi formellement l'unité de la matrice, tout en admettant que la ligne médiane est saillante. Il compare l'utérus à la vessie, les trompes lui échappent mais il décrit bien l'ovaire et les ligaments de l'utérus, ainsi que le vagin et la vulve. Il a donné une assez bonne étude du bassin de la femme et nié l'écartement de la symphise pubienne pendant la grossesse. Voici les passages que nous avons cru devoir rapporter. En définitive cet auteur, que l'anatomie moderne regarde comme son fondateur, n'a fait que perfectionner l'œuvre de Mundini et de Bérenger de Carpi et surtout la vulgariser.

FUNDI UTERI ORIFICIUM

In elatiorem hujus cavitatis sedem, ex humillima fundi uteri regione insignis suæ substantiæ exponigitur portio, quæ penis glandem quasi referens, abtuso suoque mucrone cervicis uteri latera nusquam contingens, foramine quodam pervia est : quod uteri aut fundi ipsius os non secus vocari solet, ac muliebre pudendum cervicis os nuncupamus. Verum, ut hoc alioquin non diductum aut dehiscens, sectionis secundum corporis longitudinem ductæ modo, aut instar l connivet : ita quoque illud scissura transversa et veluti literæ centro simili (at non perpetuo æquali) donatur. Prægnantibus enim rugosa admodum et per quam angusta esse, speculumque vulvæ admittere putatur. Quæ nuper pepererunt scissuram hanc ampliorem, minusque contractam rugosam ve possident : non prægnantes, medio se habentmodo. Quod tamen fundi orificium, quoties dehiscit, orbiculare (ut et cervicis orificium) reddatur, manifestum esse arbitror. Aperitur autem in partu, quum fœtum illiusque in volucra emittit, et quum menstruis purgationibus viam dat, dein in coitu : non semper quidem, sed quum virile semen appetens, id naturali motu fugendo allicit : est quando uterus non concepturus, virile semen una cum muliebri semine iterum eructat : aut quum in pollutione, vel affrictu, muliebre semen excernit. Nequaquam enim uteri cervice viri semen admittente aut alioquin distenta, simul quoque fundi orificium perpetuo recluditur, quippe haud decuisset insatiatæ mulieris arbitrio, etiam post conceptum, venerem provocaretur minium desideraturæ, orificium illud subjici. Ut interim prætercam, quanta conservationis speciei noxa, mulieres subindæ genituram præter sententiam non reservarent ; quantaque licentia, nulla conceptionis habito metu, maritis parentibusque imponerent, si modo fundi orificium ita ac cervicis orificium ex mulieris arbitratio aperiri potuisset uteri magnitudinem, quum ipsius explicaretur situs, aliquo etiam pacto recensuimus ; neque, hæc sane promptius, quam ventriculi moles, describi potest. Pecudi enim magnitudo pro contentæ in illo genituræ aut fœtus quantitate variat, et cervise quoque modo complexa rugosaque connivet, modo in coitu ad penis, in partu vero ad fœtus formam diducitur. Et quemadmodum distentionis ratione, non eadem cervici adest latitudo, ita quoque neque par longitudo, nam nobis uterum inter dissecandum attolentibus, in miram longitudinem cervix porrigitur ; adeo ut non minus ridiculum sit, uteri cervicis quam penis (cui illa instar vaginæ censetur) longitudinem latitudinemve describere. Quin etiam uteri cervix pro mulieris libidine turpidior, angustiorque et directior (prætorquam quod aliis natura sit strictior efficitur, ac proinde etiam haud miror, omnes quodam digitorum numero ejus longitudinem describere aggressos inter se discrepare.

DE UTERI ACETABULIS
(Chap. XVI)

Veterum dissectionis professorum de uteri acetabulis dissentio ad nos quoque fuit. Graviter enim in vetulis contenditur, quidnam uteri sint acetabula : quia etiam de re tantisper dubitavi, donec in ove, quæ non ita diu utero gesserat, quid vere uteri acetabula appellare oporteat, inspexissem. Hæc enim altero uteri sinu semen receperat : qui dissectus, asperam inæqualemque ostendit superficiem, multis sinibus oppletans : qui tales prorsus erant, ac si mediam pisæ partem singulis sinibus quis non secus impressisset, quam si inceram ejusmodi sinus pisa quapiam moliretur. Quum itaque sinus illas intuerer ac Galeni loci ad finem libri de uteri resectionem non immemor essem, quo acetabula sinui folarum herbæ assimilat, quam Grœci ab acetabuli, seu potuis herminæ forma κοτυληδῶνα, et a cymbali imagine κυμβαλύτιδα, et κυμβαλον vocant : nos autem acetabulum, et Veneris hortum, seu umbilicum nuncupamus : prompte collegi, hos uteri sinus κοτυληδῶνας Græcis, acetabula vero Latinis primum fuisse ad eum modum appellatos, quo incisis ossium sinibus acetabuli nomen accommodamus. Si enim coxendicis acetabulum spectans, illud ad hos uteri sinus contuleris, nullas reperies corporis partes æque ex merito ab imagine idem nomen obtinuisse, atque acetabulum id coxendicis assis, a quo jam paulo ante femur resectum sit, et hos uteri sinus, ut enim coxenclcis sinus, ita ac si medius globus ipsi impressus fuisset, cavus cernitur : sic etiam et hi uteri sinus insinuantur, deinde ut coxendicis acetabuli supercilia extra reliquam ossis superficiem prominent, ita etiam in uteri amplitudinem, suorum sinum supercilia procerius, quam reliqua uteri superficies extuberant. Ad hæc, ut coxendicis ossis acetabulum mucoso humore appletur, ita sane et uteri sinus mucoso sanguine mihi conspiciebantur infarti : a quo jam in nonnulis siibus teres, et insignitur mucosum vasculum videbatur pronatuus, ad eum prorsus modum, quo teres ligamentum ex coxendicis acetabulo in femoris caput inferitur. Quum itaque hos ovuli uteri sinus, etiam vocatis in polypodum, et foliorum promus cidibus acetabulis perquam similes, inspexissem, unde uteri acetabulorum nomen primum esset institutum, nequaquam hœsi. Ut autem, quo nam pacto sinus procrearentur, cognoscerem non prægnantis ovis uterum mox aperui, et uteri cavitatem multo aliter quam muliebris uteri, asperum inœqualemque adinveni. Per universam enim illius superficiem subflava occurrebant tubercula, et semiglobuli, tales omnino, ac si dimidiatas pisas plane alioquin superficiei passim quis agglutinasset. Atque hic primum discere cœpi, quid Anatomes professores sibi vellent, uteri acetabula extumescentibus in ano venarum capitibus comparantes, ex quibus jam paulo post sanguis est profluxurus.

Si enim non prægnantem vaccæ aut capræ, aut cervæ uterum secueris illo quamvis ratione aperto, nihil ejusmodi prominentibus capitulis erit manifestius; nihilque; addubitabis, illa acetabulorum loco plerisque anatomicis habita fuisse, non fortassis, quod illa veris acetabulis assimilarent, veraque acetabula uteri esse arbitrarentur; sed quod ex uteri sectione didicissent, venas ac arterias inter internam externamque uteri tunicas, admodum multiplici, et implexa prorsus serie in illis cornutis animalibus distributas, suis finibus in hæc capitula, per universam uteri cavitatem exuberantia, pertinere, ac demum concepto jam semine illa aperiri, semenque amplecti, et vasa quædam educere, quæ a venis et arteriis in capitula pertinentibus proneta, ad seminis usque superficiem infererentur : illique implicita, ac varie per secundina digesta, tandem umbilici venam, et arterias constituernt. Præterea, ubi sedulo non pregnante vacca hæc tubercula expenderis, et rursus in alia, quæ nuper concepit; illos sinus, quos tubercula sese aperientia efformant, didiceris : ac pariter observaveris ut vacca, quæ paulo diutius concepit, qui sinus illi obliterentur, et distento jam utero prorsus visum fugiant, ac qui vasa tantum appareant et sinuum loco, atque adeo ab uteri tunica ad secundinam ponecta : etiam facile ratiocinaberis, quid medici medicaverint, qui acetabula vocavere non quidem sinus illos, neque tubera, verum vasa ex utero in secundinam pertinentia. Ea enim Hippocrates tum alias, tum maxime in quinto Aphorismorum libro, acetabuli nomini intellexisse videtur: appellationem hinc fortàssis capimus, quod vasa ab illis uteri finibus, quæ primum acetabula vocari innuimus, porrigantur. Atque hinc liquet, unde in Naturæ operum historia tot exurgant contrariæ prorsus autorum sententiæ : quod silicet Galeno, dissectionis studiosorum facie præcipuo, nimium in humani corporis fabricæ cognitione credamus, et ipsi nostris manibus dissectionem non aggrediamur : aut si hanc lautemus, ab illis casu abstineamus animalibus ex quibus Galeni dogmata expendere liceret. Frustra enim in mulieribus uteri cavitate tubercula illa, quæ subflava et dimidiatæ pisæ simillima esse diximus indagabis : quum illa his penitus non donetur, uti neque asinæ uterus. Si tamen vaccinum uterum ex macello tibi curaveris adferri, nihil his tuberibus (quocumque etiam pacio uterum aperias) promptius decunet. Insuper in muliere, quæ non ita pridem concepit, in cassum sinus illos, quos coxendius acetabulo conferebam, inquires. Quod non solum hinc conjicio, quia non prægnantium mulierum uteri illis tuberibus prorsus expertes sunt : sed quod refectione in muliere, frustre a marito interfecta, et quæ non multo ante conceperat, id etiam didicerim ; cujus uteri interior superficies, et vasorum jam in semen pronascentium ratio, nullam ejusmodi sparsim occurrentium sinuum imaginem præ se ferebat, verum continua tantum in interna ejus uteri superficie spectabatur asperitas, amplitudine continuo illi connexu respondens, quo exterius humani fœtus, involuerum utero hærere, committique docebimus ; et ubi vasa illa serie continua, sibique commissa occurrunt, quæ ex utero in illud fœtus pertinent involucrum. Adeo, ut nihil in muliebri utero sese exhibeat, cui Hippocratis ratione (si modo illi corporis humani fabricam perspectam fuisse, velimus affere) acetabuli nomen accommodare fateris nisi vasa hæc ab ipso subaudita conjecerimus. In primo tamen de semine libro Galenus videtur innuere, quosdam extitisse, qui carnem quamdam ab Hippocrate accetabula nuncupatam fuisse contenderent, quam vasis inter uterum, et exterius fœtus involucrum, de novo cum fœtu progenitis, circumnasci astabilirique cernimus. Verum isti nomen acetabuli ad eam carnem, ut Hippocratem interpretarentur, perinde deduxerunt, atque ego paulo ante ad vasa id distorsi ; quod nimirum in mulieribus caro hæc, non secus quam in cornutis animalibus, quæ sinus adesque ipsa vera acetabula, et tubera illa, ex quibus sinus producuntur, tantum obtinent inveniretur.

Quanquam sane hæc in mulieribus sit continua, unumque veluti corpus existat : in illis vero animalibus ita sparsa est, atque sinus illos, quibus acetabuli nomen merito est attributum, sparsos, ac a se invicem dipitos, occurrere prodidimus. Cœterum quum hæc prorsus ad involucrum fœtus sermonem pertinere constat, eorum quoque tractationem ad subsequens modo caput opportune observabimus : nuncpulchre memores, quam sibi undique consona Galenus (quod solis cervis, et capris carnem illam, cujus modo memini, aseribit) de acetabulis passim tradideit : quamque in solis fere anatomicis, illius scripta interpretem magnopere desiderent.

ARANTIUS

Dans son immortel petit livre *de humano fœtu*, Arantius a fait faire à l'anatomie des organes génitaux et à l'embryologie humaine des progrès immenses. Ainsi c'est lui qui a le premier décrit d'une manière tout à fait exacte et tout à fait complète les vaisseaux de l'utérus ; il montre leur origine multiple, leurs trajets tortueux, leurs branches, leurs anastomoses réciproques. Il a aussi fort bien observé les modifications de structure que subissent les parois de la matrice pendant l'état de grossesse : de blanches et membraneuses elles deviennent molles, spongieuses et très vasculaires. Mais il admet à tort, ainsi que la démontré Mauriceau, une augmentation d'épaisseur. Il nie avec raison cette fois l'existence de cotylédons, ainsi que Vésale ; mais ses principales découvertes ont porté sur l'embryologie. Il a établi l'indépendance de la circulation fœtale par rapport à celle de la mère, le placenta n'est plus pour lui qu'une chair caverneuse où vient distiller et se purifier le sang maternel ; il a découvert l'anastomose veineux qui porte encore son nom (canal veineux d'Aranzi entre la veine ombilicale et la veine cave). Il a bien décrit aussi le canal artériel mais il avait été précédé dans cette voie par Vésale, Columbus et Fallope. Il a rejeté l'existence de l'allantoïde qui n'a en effet dans l'œuf humain qu'une existence transitoire. Il a cru que l'ouraque était un cordon solide, ce qui n'est pas, ainsi que l'ont prouvé les fistules urinaires ombilicales rapportées par l'anatomiste français Dulaurens. Nous aimons mieux rapporter les propres paroles de l'auteur que de nous livrer à une sèche analyse.

Arantius (de fœtu, p. 5)

CAP. I. — DE MULIEBRIS UTERI SUBSTANTIA

Muliebris uteri vel matricis propria substantia, quamvis in non prægnante alba et membranea videatur, in utero tamen habentibus plurimum a membranea natura diferre conspicitur, cui similem in toto corpore substantiam reperire minime liceat. Est enim fungosa, spongiæque maxime similis, non tamen simplex sed in multos cortices fungorum quorumdam modo, qui in arboribus nascuntur facile divisibilis et foraminibus, spongiarum vel pumicis more pervia impropriam tamen extrinsecus obvolventem tunicam, peritonei sobolem excipio. Hujusmodi autem substantiam a sapientissima natura utero tributam fuisse arbitror ut sanguinis et spirituum copiam, pro fœtus vita et alimento facile contineret : adnatæque utero ut docuimus) fongosæ carni, roris in modum suggereret, ac submi-

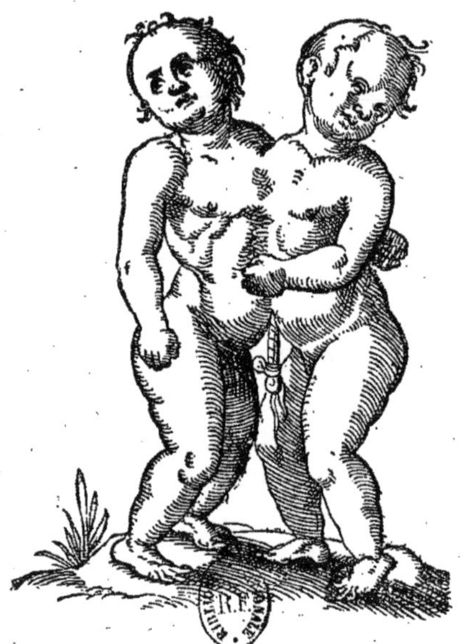

Monstres xyphopages d'après Rueff.

nistraret. Tantumque abest ut ternuiori substantia præditus sit, ut etiam multo crassiori ob humorem imbibitun conspiciatur, qui enim omnibus numeris absolutum fœtum intus habet uterus (plus tamen et minus, pro ætate atque habitu corporis *duorum pene digitorum crassitiem* æquat et præcipue circa elatiorem æquat fundi ipsius partem, in quam uterina vasa coeunt, uterinumque jecur (ut dicemus) adnascitur, ac cohæret, quod ad substantiam ejus attinet, sic habet.

Quia moliores et humidiores sunt quam virorum, licet non sim ignarus, Columbum et Vesalium eos duriores judicare quam sint testiculi viriles. Sed certe manifeste apparet inspicienti, illos multo laxiores nec ita compactis esse et ex consequenti etiam molliores, quia semen non tam perfectum genituri essent. Magnitudo quoque et temperamentum differentiam faciunt, sunt enim muliebres testiculi multo minores et frigidiores unde et semen generant tenuius et aquosius. Fortasse in hunc finem (quod nonnulli tenent) ut ex hoc tenuiore tanquam ex aqua et ex masculo humore, tanquam farina fiat quædam veluti parta a vi prolifica despenda et in utero fermentanda ad prolem suspiciendam, quod sane non caret aliqua probilitate.

Discrimen denique faciunt integumenta, siquidem viriles pluribus tunicis involvuntur et quod foris penduli ab omnibus injuriis muniendi erant, at feminæ unicam tantum habent tunicam quæ a Galeno Dartos appellatur, quia alias sunt in loco et tuti abdito. Et præterquam quod hæc illis tenacissime adhæreat, etiam a peritonæo, ubi vasa spermatiæ suscipiunt, media sui parte investiuntur.

CAP. II. — DE UTERO COTYLEDONIBUS SEU ACETABULIS

Hunc ipsum uterum, gravida præsertim muliere cotyledonibus, vel acetabilis quibusdam præditum esse sunt qui exestiment, divini Hippocrati testimonio persuasi : quapropter anatomicorum plerique diffuse admodum hanc rem pertractarunt, de solis nominibus disceptantes nec quicquam certi constituerunt ex eorum tamen scriptis colligitur, mulieris gravidæ uterum raro introspexisse.

Sed aliorum placitis consulta prætermissis, mihi satis erit, si antiquorum servata reverentia et autoritate, ea explicuero, quæ a me sæpius muliebrem uterum concepta turgidum administrante observata fuerunt. De his acetabulis verba faciens Galen. hæc habet, adde quod acetabula etiam hoc modo formam vinculum ad vulvam efficiuntur, quamvis nonnulli hominis vulvam acetabulis carere dicant. Esse enim aiunt in bovis, capris, cervis, aliisque ejusmodi animalibus corpora quædam mollia ac mucosa, quorum forma acetabulo, hoc est, herbæ cymbaletidi simulis sit; unde etiam nomen accepere Hippocrates tamen inquit, quæcumque corpore mediocriter affectæ. Ex his verbis facille colligi potest Galen. de cotyledonibus dubium fuisse et potius auctoritate Hypocrati subscripsisse, quod nihil perperam ab eo scriptum crediderit, quam propriam sententiam protulisse. Sed ut ea explicem, quæ sensu comprobari possunt, equas ego prægnantes, boves, canes, sues, pecudumque genus præter ipsas mulieres aliquando secui, ut certior evaderem, in quibusnam essent dissimilia inter se et a mulieribus different. Tandem in ovillo tantum et caprillo genere, acetabula seu cotyledones observavi antiquorum descriptioni ad unguem respondentes et quod voce exprimitur, penitus referentes.

Reliqua vero animalia, quamvis in plerisque, quo ad uterum attinet inter se differant, nihil tamen unquam mihi, vel curiose intuenti, reperire licuit, quod acetabuli, vel cotyledoni, effigiem se ferret, in muliebri præsertim utero, in quo tantummodo foramina rara illa superius descripta uteri substantia conspiciuntur, a quibus foraminibus, cum vasorum uteri oscula non longe absint, acetabulorum seu cotyledonum nomine, quodammodo dignari poterim. Atque hæc de acetabulis seu cotyledonibus dicta sufficiant.

DE MEMBRANIS FŒTUM OBVOLVENTIBUS

Humanum fœtum in utero duæ tantum membranæ obvolvunt, cum allantoides dicta in solis quadrupedibus reperiatur, de quarum quidem membranarum origine cum pauca scriptis hucusque tradita sint, quæ verum illarum exortum explicent, cogor longiorem sermonem instituere, ex sensui manifesta in medium proponere, si prius tamen dixero Galenum suis scriptis harum historiam a brutis desumpsisse, ovibus præsertim, ac bobus, humanum vero uterum pregnantem minime introspexisse, quo enim præditus erat ingenio, nihil a rei ipsius veritate aberasset.

De harum tamen origine scripsit ita eas generari, sicut crusta in bellariis et placentis ab ignis calore in superficie excitatur, quasi nulli subjectarum partium, adhærerent et continuarentur sed solummodum erustulæ, vel vesicæ in modum superficiem fœtus circumdarent, concrescente seminis superficie et in membranas abeunte, quemadmodum in steatomatibus, aliisque hujuscemodi abcessibus fieri conspicimus concrescente viscidi humoris superficie et in membraneam substantiam degenerante. Quod igitur ex semine chorion et amnion, membranæ generentur recte scriptum est, qua vero ratione progrediantur et quibus partibus sint continuæ, quarumve, sint soboles hucusque non video observatum, quapropter præsuppositis, quæ docte fuere ab aliis explicata quod prætermissum videtur, studioseque a me sæpius observatum est, idipsum patefaciam.

Umbilicalia vasa cum ab infante extra umbilicum prodeunt, non erat tutum neque sapientissimæ naturæ consuetum ea denudata et sine aliquo propugnaculo, longo itineri commotere cum muneri adeo necessario famulentur sed ut ad locum destinatum tuti pervenire possent, duplici eadem tunica donavit, ut ex ambabus intestinulum quoddam efformaretur, per quod umbilicalia, ad dictam implantationem, munita pervenirent, quemadmodum in seminalibus vasis accidit quæ cum a ventris amplitudine ad testes iter faciunt, membranum, qui absolvantur, muniantur que a peritonæo recipiunt quæ tandem dilatata testem undeaquaque amplectitur impropriamque illi tunicam offert, quam erytroydem appellavere, sed de his hactenus, ut ad rem deveniam. Harum membranarum altera quæ vasa umbilici immediate complectitur, infantis peritonæi est soboles, ei est continua, ab eodemque oriri conspicitur, altera vero exterior a carnosa membrana principium et continuam substantiam habet, nullique alteri parti, præterquam huic continua reperitur, harum utraque per universam umbilicalium longitudinem producitur, mutuoque et valido connexu et mucore quodam invicem conglutinatæ progrediuntur, donec ad uteri jecur devenerint vasaque distribui et ramificari per uterinum jecur inceperint, quem finem adeptæ, quasi cum vasis ipsis suo numere sint functæ, ad reliquum usum perficiendum se convertunt : in miram enim amplitudinem dilatatæ, tenuiores tamen effectæ amplæ cujusdam vesicæ in modum toti geniture vel fœtu involucrum præbent, recurereque simul conspiciuntur, in quo quidem recursu et in versione contingit, ut vicem et faciem mutens. Nam ea quam carnosæ membranæ continuari diximus, et vasa extrinsecus circumvolvere, fit ipsi fœtu proxima et immediata, in eamque expanditur membranam, quæ amnios dicitur, altera vero validior, quam peritonæi diximus sobolem vasaque immediate amplexari, amnion dictam obducit, eique universæ circumponitur, ovalem figuram simul ambæ efformantes, internæque uteri amplitudini respondentes, postremam hanc chorion cum aliis appellabimus, quamvis non eadem ratione, qua in brutis vasa per totam amplitudinem distributa habeat, sed in eam tantummodo hujus membranæ partem sint dispersa, quæ valido nexu uterino jecori adhœrescit, ad robur scilicet et securitatem, ramorum per eam circumferentiam (ut diximus) multiplici serie distributorum, hujus enim duntaxat chorii interventu et connexus secundæ jecoris carni adherent per reliquum vero harum membranarum ambitum vasa quædam tenussima discurrunt, ipsarum tantummodo, nutritioni famulantia, chori tamen excrementa in intestinis pueri collecta, nec corrumpuntur, neque malis vaporibus præcipua membra afficiunt. Adhæc ex Galen, habetur quod interior hæc membrana sudorem contineat, qui nihil aliud est, quam excrementum urinæ simile. Sed de his satis.

Amnios membrana a chorio undique levi negotio separari potest usque ad vasorum umbilicalium primas distributiones. Chorion vero ab utero magna ex parte facile separatur sed uterino jecori valido nexu una cum vasorum distributione ita coheret et connectitur, ut nullo modo ab illis sine sectione dividi possit quod summo artificio factum esse constat : ne scilicet vasorum radices molliusculæ carni infixæ, a loco sibi a natura destinato omnino recederent, sed suis sedibus firmiter inhærerent.

Hanc multiplicem vasorum texturam, chorion quidam appellavere nonnulli vero totam membranam, quam quidem chorii nomine non inepte appellabimus, quamvis per totam cjus circumferentiam, ut in brutis, vasa minime dispersa habeat, illius tamen suprema pars quæ carni connectitur maximis est prædita distributionibus. Hæc autem membranæ pars, quæ vasorum robori per jecur uterinum distributorum est destinata, eidem carni altera ex parte propria quasi membrana atque indumentum extima superficies. qua uterino jecori non adhæret, sed utero est contigua expansam habeat glutinis modo tenuem substantiam carneam, quæ ex jecoris uterini circumferentia originem habet, ut toto utero facilius hæreat et agglutinetur. Inter has duas membranas, sunt qui existiment pueri urinam colligi, quæ partum pro locorum humectatione præcedere solet, cum tamen qua via eo perveniat non recte declarent, quod scilicet præsupponant in humano fœtu esse uracum sicut in brutis, qui urinam, inter ambos deferat, cum tamen (ut suo loco declarabimus) satis constet humanam vesicam uraco destitutam esse, quo ductu excepto nulla via relinquitur, qua eo deferri possit, et quamvis alias hoc idem eum aliis crediderim : pro comperto tamen nunc habeo urinam pueri per pudendum excerni, amnioque contineri. Nec me etiam latet ob ejus membranæ et humoris tenuitatem aliquid interdum transudare atque inter utramque repereri. Nec obstat acrimonia quæ in ea vel exigua vel nulla est quod dulci admodum sanguine mulciatur, multique humido abundet ; adde quod si quid esset in ea acrimoniæ, pingue illud quod veluti butyrum toti cutis superficiei obducitur id facile retunderet, quod vero ad odorem attinet, cum fœtus spiritum præterquam umbilico non hauriat odoratis ipse affici non potest. Præterea crassa etiam evadit, ut inter hanc et uterum media sit reposita. Eum postremo usum duæ membranæ quæ vasa ab umbilico ad extremum usque comitantur, et muniunt, præbere satis perspicuum esse potest, ut earum robore securus (puero jam in lucem edito) secundæ, hoc veluti valido funiculo attractæ ab utero extrahi possint, absque umbilicarum vasorum divulsione. Sed de membraneis sic habet.

DE URACA

Meatus quidam a vesicæ fundo exoriens, per mediumque vasorum umbilicorum iter faciens, instar ureteris cujusdam, una cum vena in brutorum fœtu umbilicum egreditur, simulque cum iis iter facit quo usque ad ramificationem vasa pervenerint, quo quidem in loco in miram uracus amplitudinem expanditur, et in duo quasi intestina cœca, vel grandia cornua desinit, quæ duarum vesicarum instar, quæ oblunga sintæ figura prædictæ urinam fœtus continent, hanc allantoidis nomine antiqui jure optimo donarunt, quæ fœtui utero contento famulantur membranarum optime descripsit Galenas locis jam citatis, si tamen in quadrupedibus eam perquiramus ovi prœsertim et capra sed cum in homine nullus meatus urinarius a vesicæ fundo exoriens reperiatur, qui urinam per umbilicum, ut in brutis excernat, sequitur etiam necessario allantoidem in homine non reperiri, quæ nihil aliud est, quam uracus dilatatus, quo deficiente necesse est urinam per naturales vias (ut in editis) excerni, intraque amnion membranam colligi, quod uterum prægnantis mulieris aperienti si mediocrem diligentiam adhibuerit facile intonescet.

Sed quoniam objicere quispiam posset reperiri, quemdam funiculum quo a vesicæ humani fœtus fundo exoriens ad umbilicum fere usque protenditur, idcirco animadvertant nervosam hanc substantiam nullo modo esse perviam, neque acus etiam tenusimæ cuspidem ab interna vesica admittere, sicut in multo minoribus homine fætibus allantoiden habentibus, in quibus ita patens est via, ut specillum facile admittat illud autem mea sententia, quod in humana vesica canales, vel uraci quamdam effigiem, præ se ferre videtur, nihil aliud est, quam vesicæ ligamentum quod sua basilatius culum existens, sensim subulæ in modum attenuatur, adeo, ut cum ad umbilicume pervenerit, nulla interim caviate præditum, sed ejus tantum (ut reor) usus gratia ut vesicam peritoneo colliget eamque sustineat, ne cum urina detenta fuerit ejus cervicem, subjectasque partes comprimat.

DE VASORUM UMBILICARUM ORIGINE

Galenus libro de dissectione uteri, de vasorum umbilicorum origine ita scribit (vasi quod in chorio est finis illius, quod in vulvam emersit, initium facit ut duo hæc unum esse dicere quispiam possit, oribus enim uniuntur, atque alterum ab altero, vena inquam a vena sanguinem, arteria ab arteria spiritum haurit) quam sententiam pluribus in locis comprobant, quamvis sexto de Hipp. et Plat. decretis videatur contrarium sensisse animadvertendum tamen est de Erasistrati sententia eo in loco Galenum locutum fuisse, cum ad ejus sermonis finem propriam supradictam sententiam confirmet. Huic sententiæ non solum Aetius auctor gravissimus, sed recentiores etiam anatomici omnes subscripsere. A communi tamen hac opinione, cum rationi, auctoritati, sensuique adversetur veritas ipsa me, vel invitum revocat, rationi quidem, quod vasorum tunicæ cum seminales sint, ab utero, ipsiusque venis et arteriis principium sumere nequeant : ac si inde exoriri non datur, qua ratione membranea organa osculis invicem conjuncta, servata proportione cohœrebunt ? Auctoritati vero, quoniam philosophus contrarium attestatur. Sensui autem repugnat, eo quod vasa ad internam uteri membranam suis osculis non perveniant. Præterea inter uteri substantiam et umbilicalium ramificationes, uterini. jecoris caro media interjecta est ; quod autem alicui instrumento, vel corporis particulæ futurum est principium illi continuum esse necesse est. Adde quod si continua effecta essent vasa hæc sequeretur in singulo partu continuitatis vasorum divulsio.

Illud tandem hanc vasorum unionem minime concedi posse attestatur, quod nulla sit vasorum utero cum innumeris umbilicalium radicibus et capillamentis proportio, eoque magis quod uteri vasa per matricis propriam substantiam potius sanguinem effundunt, quam ad internam superficiem suis osculis pertingant. Cum igitur hujusmodi vasa ab utero propter dictas rationes originem habere nequeant alibi est perquirenda, quod videbimur assecuti, si organa corporis præcipua invenerimus a quibus dependent et explantantur, quibusque continua sunt. Nihil aliud umbilicalis vena est quam caudicis venæ portæ ramus insignis, ab eadem exoriens cum primum a jecoris cavo prodierit : qui quidem ab exortu ad extremam usque jecoris circumferentiam descendens, exculptam sibi habet in jecoris substantia cavitatem, ab ejusque carne aliquando obducitur, plerumque vero per quamdam scissuram egrediens ad umbilicum pertingit, et interim peritonei internæ superficiæ innititur, donec umbilici sedem attigerit.

Duæ vero umbilicales arteriæ magnæ illius lumbos percurrentis sunt soboles, quæ ab eadem aorta, juxta ossis sacri elatiorem sedem, bipartito scissa originem ducunt, quæ hinc inde reflexæ vesicæ que lateribus adhærentes et connexæ, ad superiora recurrunt cum vero supra vesicæ fundum pervenerint, peritinæo innituntur, illique alligantur, jamque ad umbilicum delatæ, dextra sinistræ cunjungitur, ac simul conveniunt acutum angulum efformantes, ut simul cum vena a jecore (ut dictum est) descendente ab umbilico egrediantur ut eodem itinere ad distributionem perveniant.

(*De vasorum ombilicorum origine.* Arantius, p. 23).

DE GENERATIONE ET USU UTERINI JECORIS

Eodemmet tempore, quo spiritus semini humanam formam tribuit, simul et vasa uteri bene disposita, sanguinem in spongiosam uteri substantiam irrorando effundunt, eoque concrescente, mollis quædam et fungosa caro, lienis substantiæ similis, uteri internæ superficiei adnascitur, quæ in dies, sanguine, et spiritu copiosius ad uterum affluente, augetur, carnique huic suggeritur, ut proportionatum augescenti fœtui alimentum suppeditet. Nam quemadmodum portæ rami per jecoris carnem dispersi materiam sanguificationi idoneam deferunt, qui a cavæ postea radicibus ab ipsa jecoris carne attrahitur, non aliter in hoc uterino jecore continget nam in oppositam hujus carnis partem, quæ uteri cavum respicit genituræque est contermina, tanquam in benignam tellurem,

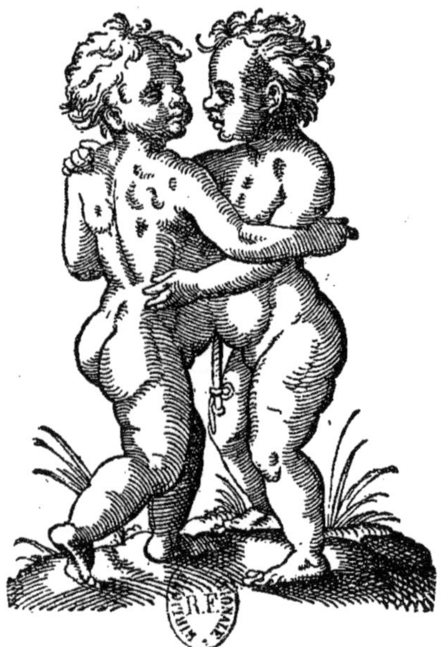

Monstre soudés par le ventre d'après Rueff.

umbilici vasa radices jaciunt, quibus humor, et spiritus, pro fœtus vita, et nu tritione attrahantur, sicut a carne jecoris (ut dicebamus) per cavæ radices.

Hujus consensus, et coitus occasione mulier etiam in utero habens per vasa ascendentia, muliebri sinui, vel pudendo (ut dicebamus) attigua, et per illud distributa, facile a quocunque humore circa uterum existente expurgari potest; uteri etiam osculo prorsus connivente : quibusdam enim multa sanguine refertis, circa initia conceptus, menses expurgari, parce tamen, citra abortus discrimen, contingit : cum eo tempore parvulus adhuc fœtus exiguam alimenti copiam requirat.

Horum vasorum conjunctio, detracta impropria uteri tunica quod maxime turgeant, nulli non est conspicua. Hac ratione sanguis utero subministratur in sana et non prægnante, ut tanquam quid sola quantitate peccans, singulis mensibus, certis dierum circuitibus expurgatur in gravida vera, ut puero alimentum præbeat : quo fit, ut quæ non expurgantur, steriles sint et conceptui ineptæ; eo quod vasa uteri vel obstructa sint, vel nihil superflui sanguinis in mulieris corpore reperiatur, quod in geniture alimentum abire possit.

Non longe ab iis, quæ inguina percurrunt, quæ hincende recurrentia, et reflexa, per exterioraque sinus muliebris atera, varie distributa conscendunt, ipsique, sinui, vel muliebri pudendo, ac uteri deinde orificio, in transitu, aliquas soboles impertuintur, ad ejusque fundum tandem conscendunt. non longe tamen ab exortu, arterias venæ aliquando suscipiunt, sæpius tamen dispertite usque ad descendentium distributionem ascendunt, germinastisque rivulis cum illis non solum coeunt, et continuantur, quæ suo respondent lateri, sed dextræ partis vasa, cum sinistris adeo commiscentur, ut venæ arteriæque omnes maxima naturæ solertia, unius venæ instar sint, quod non solum in utero veritatem habet, sed in universa humani corporis fabrica nam internæ, quæ per ventres distribuuntur, cum externis fiunt continuæ, dextri lateris cum sinistris, superiores cum inferioribus, ac demum profunde cum superficialibus : ut vere ad Hippo. lib. de alimento scriptum fuerit confluxum unum esse, atque unam conspirationem quantitate, alimentum suppeditent.

Illud tamen præ cæteris majorem admirationem adferre potest, et tanquam inauditum, nisi oculorum fideli sensu comprobetur pene incredibile, quod in quibusdam non tamen in omnibus, a prima formatione hujusmodi venæ, antequam in uterum, perveniant, arterias sibi conjuges intra se suscipiant, ut arteriosum simul cum venoso sanguine ad uterum deferant, sed harum venarum tunica interim, ut pote valde distenta, tenuissima conspicitur. In quibus vero venæ ab arteriis sejunctæ ad uterum perveniunt, cum ad ipsum pertigerint, venoso et arterioso sanguine in uteri raram substantiam effuso, invicem permiscentur, caroque illa informis, quam placentam aliqui, nos jecur uteri appellamus, a conceptu primium (ut dicemus) generatur, ut in eam umbilicalium vasorum radices distribuantur.

Alterum venarum et arteriarum ascendentium conjugium, ex interna coxendicum sede, ad extrema ossis sacris latera, a venæ cavæ, et arteriæ magnæ præcipuis ramis explantatur. In hoc vero attractione, vel exactione illud admirationem omnem superat, quod nullo habito venosi et arteriosi sanguinis discrimine (cum uterque in uterino jecore permisceatur) arteriæ spirituosum, venosum venæ, alliciant, eam forte ob causam, ut sanguini venoso permixti spiritus, illum attenuent, puriorem que efficiant, fœtusque nutritioni magis idoneum. Adde quod etiam facilius ab umbilicalium tenuissimis capillamentis exugi queat.

Ut enim hominis carni multi spiritus, per grandem arterive ramum ab aorto propagatum, communicantur, qui per eam discurrentes terrestre illud alimentum rarefaciant ne obstructis viis destinatum sibi munus obire, ac nutriri prohibeatur : non aliter in carne utero adjacente accidit, eoque maxime cum ex ea materia, quæ attrahitur, præcipua corporis membra suum carneum principium essent habitura ; quod autem in hac elaboratione minus est utile, illud in ejus carnis nutritionem convertitur, quæ jecoris officio ad tempus fungitur.

Chap. VIII, p. 24 (Arantius)

DE VASORUM UMBILICALIUM PROGRESSU ET EORUMDEM PER UTERINUM JECUR DISTRIBUTIONE

Cum primum vasa hæc (ut diximus) explantata fuerint et ab umbilico egressa, vena interim ipsa modo indivisa ad distributionem usque permanet, modo in duas dividitur, simulque cum duabus arteriis, duplici membrana obvoluta, per trium vel quatuor ulnarum longitudinem producuntur, vena interim in hoc longo itinere varie, capreolorum vitis hæderære modo serpit et varicum in modum contorquetur, eam forte ob causam, ut diuturniore mora, sanguis in longo et fluoso itinere, magis elaboretur, quemadmodum in virorum præcipue testibus pro feminis generatione accidere videmus quod tamen in ipsis arteriis non conspicitur. Recto enim magis feruntur itinere, quod scilicet purissimam materiam deferant quam remorari non oportuit, ut vitalis spiritus successive pro fœtus vita conservanda influeret, quæ quidem vasa umbilici cum tam necessario muneri famulentur duarum membranarum propugnaculo munita fuerunt, quibus intestinulum quoddam efformatur, quod ab umbilico usque ad cervicem infantis interdum ascendit, eique suspenditur ex altera parte ad implantationem vel ejus extremum descendens quandoque vero juxta umbilicum in orbes in intestinorum modo convolvitur ut in eam uterini jecoris regionem, quæ non longe abest a centro, pervenias. Itaque

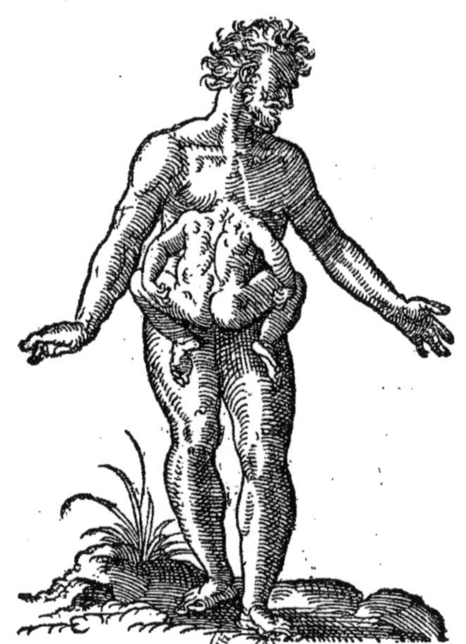

Inclusion fœtale d'après Rueff.

vasa hæc umbilicalia postquam ad chorion membranam delata fuerint, magnas ramificationes per ipsam membranam dispersas usque ad circumferentiam, uterino jecori annectitur distribuunt, unde postea tam a venis, quam ab arteriis ad exteriorem ejus tunicæ partem, qua carni fungosæ adnascitur, plurimi sed minores ranis transeunt, varieque propagantur, ut per omnem uterini jecoris regionem, admirabili textura ferantur, ad plexum quendam reticularem efforment dum per carnem illam miris modis usque ad tenuissima capillamenta discindantur ; ita ut nullam ejus carnis partem reperire liceat, quæ tali non scateat ramorum serie, diligenterque intuenti, innumeras ocymi, vel thymi nostratis radices in memoriam revocent quæ sane vasa tam artificiosce distributa insensibili quadam ratione, vitalem spiritum et alimentum hauriunt : haud secus ac in plantis radices, in eumdem enim usum quodammodo sunt comparata, in quem mesaraicæ venæ et arteriæ.

Quæ sunt igitur in utero vasa, prius sanguinem et spiritus, in jecur illud continuo effundunt, qui ab umbilicalium radicibus exugitur inde per venas ad jecoris pueri sedem sanguis defertur ut se omnibus primum jecur generetur ; ac vitam plantæ in primis juxta Galen. placiter vivat ; arteriæ vero puriorem et spirituosum haurientes ; ad cordis locum jam membranis et fibris circonscriptum arterisque propriis et instrumentis seminalibus quendotum, deferunt, ut ex eo carnea illus visceris in quo vitæ fons residet, substantia adgeneretur et jam animantis vitam vivere incipiat, vel dicamus (quod quidem magis rationi videbitur consentaneum) eodem tempore ad cor per arterias ad jecur per venas ferri pro generatione materiam, cui sententiæ Galen. assentisse videtur. Cerebrum vero tertium principium, ut idem loco citato habet, ex solo semine procreatur ex perfectiori nimirum et puriori materia ut quod ratiotinaceris animæ ut Plato voluit, et mentis sedes eral futurum, in quo tot admirabiles et vere divinæ operationes proficiuntur et sensoria, visus præcipue et auditus ut inde satis perspicuum, evadat, ad ejus confirmationem puriori materia opus fuisse et cui plus roboris et virium inesset, quam in sanguine lubensque nunc mitto perquirere an huic merita primum formationis locum adscribere debeamus cum ad ejus confirmationem materia seminalis quæ prius actu est, quam sanguis ad alia viscera efformanda deferatur presto sit. Quod ad vasorum umbilicalium destributionem attinet, sic habet.

DE VASORUM CORDIS ET JECORIS CONJUNCTIONE

Quod cordis vasa aorta scilicet venæ arteriali, et vena cava arteriæ venali conjungantur, Galen. optime declaravit, sæpiusque ipse publice, in humano, et brutorum fœtu manifeste omnium oculis subjeci, sed sunt ab ipso non ita perspicue descripta fuerint, ut facile a minus exercitatis intelligi possent, ad ejus sententiæ explicationem, pauca quædam addere constitui.

Quum post cordis, et jecoris conformationem in fœtu, reliqua etiam viscera conformanda essent, idcirco opus fuit, pulmonibus efformandis, tum venorum, tum spirituosum sanguinem per instrumentra subministrari, sed cum interim cordis dexter sinus, pulmonesque ipsi, motu sint destituti, per dextrum sinum sanguis a cava attrahi minime poterat, indeque per venam arterialem in pulmones deferri, ut in iis, qui in lucem jam prodierunt, eam ob causam oportuit per aliud vas (arteriam scilicet venalem) ab ipsa cava pulmonibus sanguinem impertiri, nam cava vena juxta cordis basim, posteriore ejus regione ad sinistram vergente insigni foramine, vel anastomosi in arteriam venalem sibi attiguens, est pervia, cujus forma quartam circuli partem repræsentat, ut per illud ostiolum sanguis ad pulmones efformandos, et nutriendos, deferatur, quæ fit ut arteria hæc venalis, venæ prius, quam arteriæ officio fungatur, quæ quidem duorum vasorum conjunctio, quamvis sit admirabilis, admirabilior tamen est ejusdem anastomosis paucos post dies ab ortu unico et coalitus, quamvis interim in natu etiam grandioribus agglutinationis ejus vestigium aliquod semper relinquatur, idcirco nihil mirum videri debet, pulmones diversa substantia, et colore præditos esse, quod interim quiescant, et diversi mode nutriantur, sanguine scilicet minime præparato, et a cordis calore dextri sinus interventu nequaquam alterato, et puriore effectot Quum autem arteria venalis venæ præstaret officium, necessarium fuit aliud vas per pulmonem dispersum, venam nimirum arterialem, arteriæ usum subire ut pulmonibus præter venosum, spirituosus etiam sanguis communicaretur, eam ob causam machinata est admirabilis natura canalem quemdam admodum insignem, qui arteriam magnam, jam ad jugulum ascendentem, obliquo ductu, venæ arteriali conjungit atque continuat, ut spirituosi sanguinis copiam, quamdiu fœtus utero continetur, pulmones suscipiant.

Hic idem canalis, seu ductus, quamvis eadem, qua magna arteria venaque arterialis, sit substantia nervosa præditus : inexplicabili tamen quodammodo paulo postquam in lucem editi fuerimus, nihil impediente motu continuo, atque nervosa ejus substantia, agglutinatur, obcæcatur, imperviusque evadit, quemadmodum de venâ cavâ in arteriam venalem anastomosi antea diximus : relinquitur tamen et hujus coalitus, quemadmodum et alterius vestigium, nulla cavitate præditum.

Illud postremo in hujus canalis exorta observatione dignum est, quod interdum magis prope cordis basin reperiatur, aliquando vero longius absit.

Observatione insuper digna videtur conjunctio altera, quæ in jecore sit, portæ scilicet cum cava, quæ fœtui tantum, dum in utero continetur, usum præbet, cum alioquin portæ, et cava rami in jecore attigui, rara tunica præditi et perforati reperiantur, ut alibi Deo volente, dicturi sumus. Fit autem duorum ramorum, qui satis insignes sunt : altero ex porta, e directo explantationis venæ umbilicalis exoriente : altero ex cava, in jecoris substantia continuatio : ut si specillum in umbilicalem immiseris, inde in portæ trancum, dein, dictæ continuationis ratione, recta in cavam pervenies :

Horum instrumentorum singula postquam in lucem animal prodierit, tanquam suo munere functa, et puero nullo usui futura, impervia atque inutilia redduntur. Cordis igitur vasorum unio aboletur, quæ in jecore fit exiccatur, umbilicalia pariter vasa, neque sanguinem, neque spiritus deferunt, sed funiculorum in modum, solida effecta concrescunt, tantumque abest ut una cum aliis partibus augmentum recipiant : ut minuantur potius, ac pene obliterentur. Sed hoc de fœtus humani historia ad laudem omnipotentis Dei compendiose dicta sufficiant.

CHAPITRE VIII

RHODION — RUEF — DALECHAMP

RHODION (RŒSSLIN)

Jusqu'à Rhodion l'obstétrique n'avait point eu de traité qui lui fût exclusivement destiné. C'est Rhodion qui le premier a composé un ouvrage exclusivement consacré aux accouchements. De plus il a su retirer des anciens bien plus que ne leur avaient emprunté Constantin l'Africain, Trotula, Roger de Parme, le poème médical Salernitain sur les maladies des femmes, Guy de Chauliac, etc. Seuls Gordon, Valescus, Pierre de la Cerlata et Berenger de Carpi peuvent balancer sa gloire. Ce petit traité de quelque soixantaine de pages a fait faire à cette branche de la médecine un progrès considérable en mettant à la portée de tout le monde ce qu'avaient écrit les illustres praticiens de la période gréco-romaine. A cause de son importance nous croyons devoir entrer dans une analyse détaillée.

ANALYSE

Voici ce qu'il dit sur la situation de l'utérus.

SITUATION DU FŒTUS DANS L'UTERUS D'APRÈS RHODION

« Partus igitur in utero ad hunc modum se habet. Principio ipsum quidem caput in genua pronum decumbit, manibus inter genua et caput utriusque insertis. Deinde vultus et os in genua ita observa inclinantur ut nasus quidem inter genua dependere oculi autem uterque, alteri genuum prope modum immersi videantur. Quæ cum ita sint totus quidem partus ad interiora uteri adpsiciens, et tantum non supinus recubans formam spheræ in reflexus et incurvatus habitu suo exhibet in hunc modum qui sequitur. » On trouve à la page 4 la figure du fœtus assis la tête penchée entre les genoux, les mains embrassant les genoux.

Rhodion ajoute : « Sunt tamen qui sub mento partum ambas manus transversum tenere asserant hoc modo. » En effet il donne la figure d'un fœtus debout se croisant les bras.

Les membranes sont décrites en quelques mots, suivant Galien et Avicennes. Quelques figures complètent cette description rudimentaire. On y voit l'allantoïde sous la forme d'une ceinture et une image très grossière du placenta.

Durée de la grossesse. — Voici maintenant l'opinion de Rœslin sur la durée de la grossesse. Il la fixe généralement à neuf mois : « postquam igitur tempus pariendi venit, id quod fere post nonum mensem fit hebdomadis a conceptu quadragenta exactis. »

Symptômes du travail. — Notre auteur décrit ainsi les symptômes avant-coureurs du travail : « Hoc plerumque signa prægnantibus accidunt ex quibus pariendi laborem instare cognoscunt.... principio dolores ad umbilicum et ex adverso in tergo utuntur. Dein de fœmora et qua proxima genitalibus sunt iisdem doloribus gerantur mox intumescunt humoresque exsudant, etc. »

DIVISION DES ACCOUCHEMENTS EN NATUREL ET CONTRE NATURE

Cette division capitale, mais sur laquelle les accoucheurs du XVIIe siècle ont accumulé trop de subtilité, a été déjà nettement formulée par Rhodion : « Duplices autem partus sunt, quidam secundam naturam, quidam contra dicuntur qui secundum naturam sunt, suo ac legitimo tempore, deinde justo ac debito modo egeruntur. »

FŒTUS DE HUIT MOIS

Rhodion comme Avicenne et la plupart des dogmatistes (voir Hippocrate) ne croit pas à la vitalité de l'enfant de huit mois : « Octavo vero mense si qui gignantur, ut hoc quoque interdum fieri videmus eorum aut multa aut perquam brevis est ut Avicenna quoque testatur. »

TRAVAIL NATUREL

Rhodion a emprunté les traits du tableau aux classiques ou plutôt aux Arabes et surtout à Albert le Grand : « modus autem qui naturali partui proprius, ejusmodi esse debet, ut quemadmodum. » Dans les conditions contraires le part est naturel et facile : Voici maintenant ce qui même dans les accouchements laborieux doit inspirer confiance : « Porro in partu difficili signa, quæ securitatem atque felicitatem parienti promittunt, hæc sunt : inquietudo et agitatio partus in utero et cum dolores semper ad inferiora, antrorsum versus recurrunt ; præterea cum pariens valida est neque difficulte anhelatur recteque et fortiter eniti potest. Mala hæc portendunt, quoties pariens frigidum deinde et venarum pulsus concitatior est ipsaque inter laborandum deficit. »

PRÉPARATIFS POUR L'ACCOUCHEMENT

1° Avant l'accouchement mettre la femme deux jours auparavant à la diète, faire appeler un chirurgien s'il existe quelque disposition anormale telle que fissure, ulcération des parties génitales, rétrécissement de la vulve ou du vagin, inflammation des conduits, stranguine, etc. Il faut aussi écarter soigneusement la constipation ; on fera des injections avec du jaune d'œuf, du savon, etc., pour bien lubréfier les parties. Si la femme est débile on s'efforcera de la remonter par les toniques et une bonne nourriture : « quod si prægnans appropinquante partu debilis ac languida fuerit confirmari ea debet cibo, potu ac electuariis nobilibus. »

CONDUITE A TENIR PENDANT L'ACCOUCHEMENT

Suivant Rhodion le temps de l'accouchement est annoncé par le redoublement des douleurs et la rupture de la poche des eaux. On doit faciliter alors le travail, parer aux accidents, et à ce sujet ce médecin décrit une sorte de fauteuil obstétrical dont on se servait de son temps en France et en Allemagne et dont voici la forme :

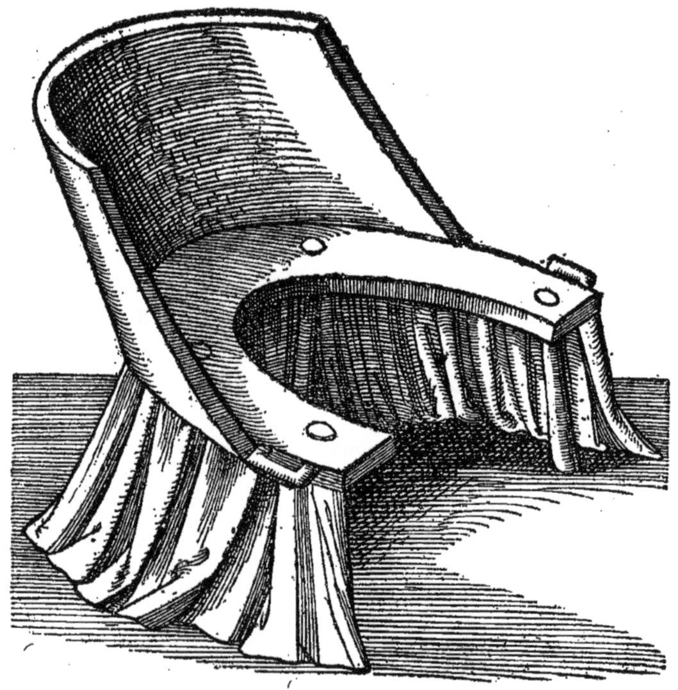

La sage-femme observera avec soin la progression du fœtus. Ipsa vero obstetrix ante prægnantem sedeat diligenterque observet quantum ac quatenus moveat. » Elle ne doit pas oublier de relever le moral de la femme et de l'encourager par de bonnes paroles. « Parientem quoque obstetrix docere atque confirmare debet nec cibo potusque recreare modo, sed etiam verbis consolari bonam spem partus fœlicis aut masculi eo enim gaudent fere mulieres promittere. »

Les femmes trop débiles ou trop fortes feront bien de ne pas se servir du siège obstétrical, mais de se tenir couchées dans leur lit, dans une situation accroupie. « At si vero si pariens pinguior foret aut carnosior, convenit eam potius inclinatam jacere quam cedere ita ut fronte humum contingat, pedibus in se retractis atque recurvatis quo videlicet eo pecti matrix urgeatur impellaturque. » Rhodion est partisan, pendant le travail, des injections émollientes et onctueuses : il recommande aussi au besoin ce qu'on appelle le petit travail. « Deinde ipsa genitalia convenit oleo candidi lilii intus perungi, et si necessitas poscat, non vereatur obstetrix ipsa illa manibus contingere et claustra parientis relaxare, id enim ad celeritatem rei maxime pertinet. »

Rhodion donne le conseil très sage de ne pas épuiser la femme en efforts inutiles avant le temps et de ne faire pousser la parturiente que quand la tête se présente véritablement au périnée : « Cæterum hoc cavere debet obstetrix ne ad labores adigat parientem priusquam partus se exibeat atque vitendum se præbeat. Antea enim quæ hæc fiunt irritus labor est, qui a connitente suscepitur, et parientes labore conficiuntur, ut cum postea laborandum fuerit, sufficere labori amplius nequeunt. »

Parfois la *poche des eaux* résiste et ne veut pas se crever, la sage-femme la rompra avec ses ongles : « Itaque ipsa secundina sponte sua rumpi cessit ac neget, obstetricis erit, illam unguibus leniter infricare et proscindere aut si hoc commodo non posset apprehensam inter digitos forcipe aut cultello leniter incidere, ita tamen ne quid eo vulnere partum perstringat.

Rhodion recommande, quand la poche des eaux est crevée avant le temps, ce qu'il craint à cause de la sécheresse et de la rigidité des parties, de combattre les inconvénients qui en résultent par une injection vaginale d'huile de lis blanc, ou du moins de jaune d'œuf.

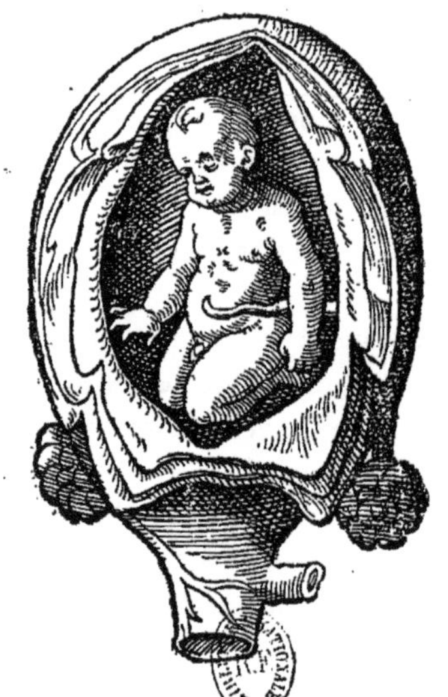

Présentation des genoux d'après Rhodion.

Cela sera très utile dans les cas où le fœtus est volumineux ou quand il s'agit de deux jumeaux.

DYSTOCIE. — ACCOUCHEMENNT PAR LES PIEDS

Il faut surtout s'arranger par les onctions ou par le petit travail à ce que les bras restent collés le long du tronc : « Ibi tum necesse erit obstetricem omnem operam atque curam adhibere, si possit unguendo atque demulcendo brachia manusque, partus regere atque ita gubernare, quo *immotis illis manentibus una cum pedibus molliter prodeant.* » Si on a bien manœuvré et si on s'est arrangé à ce que le dos soit tourné en avant (par conséquent de telle sorte que l'occiput soit antérieur), la tête sortira facilement et l'accouchement se terminera d'une façon naturelle : « Quanquam multo satius foret si fieri posset, ut obstetrix qua hujusmodi primo prodeuntes pedes, sursum versus, iterum removeret, quo videlicet ipsi pedes ad umbilicum removeret, quo videlicet ipsi pedes ad umbilicum usque retro ascenderent, caputque secundum tergum parientis inclinatum denuo, converteretur, tum enim sine periculo partus ac naturaliter denuo ut superiores egeri posset. »

Malheureusement les bras se peuvent relever le long de la tête. Rhodion connaît bien cet accident et donne les moyens de le combattre : « Rursus cum partus hoc modo progreditur ut pedes ambo priores quidem exeundo sint, manus autem non ut supra pedum musculis applicatæ, sed in sublime erectæ fuerint, tum obstetricem oportet operam facere ut manus a qua possit reducat et in locum debitum redigat : quod si hoc non potest excipiendi quidem pedes erunt manus aut in locum et ad latera quam aptissime id fieri potest indigendæ. Quod si neque hoc potest tum demum pedes ipsi ut in quidem priores exerunt se lineo aliquo vinculo colligari debent atque ita pedetentim et quam mollissime potest totus partus ab obstetrice extrahi et ad exitum deduci debet. Neque vero periculosior pariendi modus hoc alius est. »

Dans certains cas les anciens, qui s'exagéraient beaucoup la fréquence de quelques cas tout à fait exceptionnels de dystocie, croyaient que l'un des pieds peut s'engager et se croiser sous le membre qui sort dans l'attitude normale. Rhodion recommandait alors de réduire le pied et de tâcher, par des mouvements imprimés à la femme, que la tête se présente. Si cela ne réussissait pas il recommandait d'aller à la recherche du pied mal placé et de le tirer au dehors. « Quod ubi accidit parientem decet in tergum resupinari ita ut pedibus sublimatis et alvo caput reclinatum dependeat. Eoque facto obstetricem convenit, pedem eum qui processerat, mollissime introrsum denuo manu subigere et recindere, deinde ipsam parentem monere ut aliquoties se huc atque illuc revolvat, donec partus legitime convertatur, *caputque foribus obvertat*. Atque tum demum in solium revocare ac recipere eaque quæ ad egerendum partum pertinent persequi. Quod si vero contingat ut partus in utero quamvis colutatem se matre converti denuo ac justi modo nolit, tum obstetricem oportet etiam alterum pedem qui intus cessabat partumque ita in pedes excipere : hoc tamen ubique observato ut manus in pedum musculos demissæ non turbantur. »

PRÉSENTATION PAR LES FLANCS

Il faut tourner l'enfant de telle sorte qu'il puisse sortir naturellement : « Rursum si partus in latus procederet, operam dare obstetricem decet, quo in pristinum locum atque habitum illum reducat, ac deinde ad legitimam conversionem exitumque provocet. »

PRÉSENTATION PAR LES GENOUX

Il faut aller à la recherche des pieds et les tirer en dehors : le reste comme ci-dessus.

« Quod si fiat ut genubus ambobus aut altero tantum partus se ostendat, obstetricis erit partum submovere eo usque dum in pedes procedat et ita reliqua deinceps ut supra emovere. »

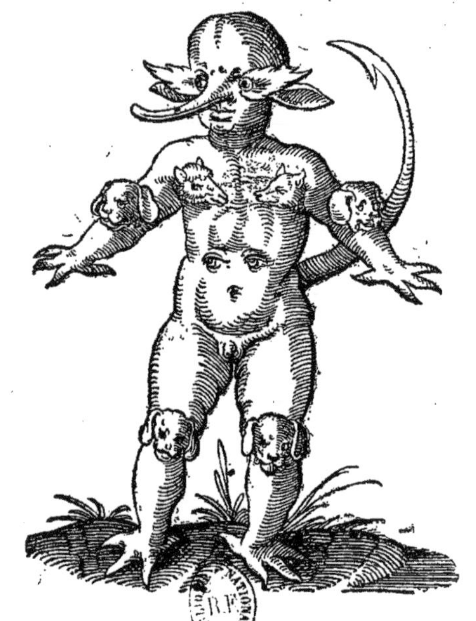

Monstre imaginaire à têtes de chien d'après Rueff.

Les conseils qu'il donne de relever les bras procidents au-dessus de la tête sont beaucoup plus théoriques que pratiques au moins à partir d'un certain moment.

PRÉSENTATION DU TRONC

Rhodion comme les auteurs du XVIIe siècle distingue : 1° une présentation des flancs, 2° du dos, 3° du ventre, du dos avec membres relevés, du ventre dans la position accroupie.

Voici pour le dos qui a de la tendance à se transformer en siège : la sage-femme soulèvera les parties qui se présentent jusqu'à ce que les pieds apparaissent, c'est qu'en effet on ne croyait pas encore possible l'accouchement par le siège complété.

A propos du tronc, Rhodion recommande formellement la version par manœuvre interne : on amènera au dehors soit les pieds, soit la tête ; la tête vaut mieux quand c'est possible : « quod si totam manum inserere possit, tum ita gubernandus et dirigendus partus erit, ut quæ pars foribus proprior et ad egerendum aptior fuerit, ea comprehensa ad exitum protrahatur, quanquam si in capite converti partus posset multo id tutissimum foret. »

CAUSES DE DISTOCIE

Rhodion expose brièvement les causes de dystocie de la façon suivante :

1° Tout d'abord il admet une cause de dystocie assez exceptionnelle, qui repose cependant sur un fond de vérité, c'est que chez les très jeunes sujets le travail peut être tout particulièrement dangereux : « primo quoties matrix angustior est et mulier ante duodecimum annum concepit, id quod aliquando sed tamen raro contingit. »

2° La coarctation du col est plus fréquente et signalée encore par tous les auteurs : « deinde ubi matricis os sine exitus aliqua ratione accedente, aliquo morbo, ut sunt apostemata, exulcerationes, ulcera, mariscæ et id genus alia, coarctatur, siquidem ex his causis fit interdum ut matrix nisi cum summo dolore aperiri, partumque dimittere non possit. »

3° Rhodion admettait que les affections vésicales et intestinales peuvent avoir un tel retentissement sur l'accouchement, que celui-ci en est rendu plus difficile. « Tertio cum accidunt vesicæ apostemata, intestinas ulcera, aliaque his similia, cui matrix compatitur, non potest facilem partui exitum præbere. »

4° Les fistules, les rhagades anales sont également une cause de dystocie parce qu'elles empêchent de pousser : « quarto quod interdum circa posteriora veniunt ulcera, fissiræ ac tumores hemorhoidum venarum, sine obstricto alvo, ex quibus fit, ut mulier conniti facile nequeat et ita matrix certo suo officio destituatur. »

5° Dans le chapitre VIII Rhodion signale les causes générales *d'inertie utérine :* « quinto si mulier imbecillior paulo est, aut complexionis invalidæ, si natura frigida, si adolescentior, si grandior, si pinguior, aut contra nimis gracilenta (naine) si nunquam antea peperit (primipare) si formidolosa an morosa nimis est. Ex his enim causis ut intractabilis eadem fiat, ac mobilis, nunc huc, nunc illuc discurrat, quæ res partum difficilem utique et asperum efficit. »

6° Dans le paragraphe VI Rhodion fait ressortir que les femelles d'animaux conçoivent plus facilement que les femmes. Mais il énonce le fait sèchement, sans faire ressortir que cette différence importante est due à l'existence chez la femme d'une ceinture pelvienne beaucoup plus complète. « *Sexto* tanquam generale hoc faciendum est, mares facilius semper quam fœminas pari. »

7° Rhodion qui avait vu des enfants d'une grosseur monstrueuse, admettait que quelquefois le fruit peut être plus âgé ou plus développé que d'habitude, c'est notre dystocie par volume monstrueux de l'enfant. « Septimo ægrum atque difficilem partum illud quoque facit si quod interdum fit, partus maturior aut plenior est quam ut facile claustra locorum transire possit aut contra si levior et tenuior est, ut ex eo minus aut tardius se convertat parumque emittendo cædat. » Cette dernière cause de dystocie est assez rare et bien problématique, cependant nous ferons remarquer que les enfants avant terme et mollasses prennent plus facilement dans les cas de macération de mauvaises présentations car ils n'ont pas de tendance à s'adapter.

VIII. — Dans le paragraphe VIII il signale les difficultés de l'accouchement *gémellaire* (qu'on exagérait beaucoup à cette époque) et les monstruosités qui le rendent parfois encore plus pénible et dont il cite un exemple personnel. Mais d'autre part l'accouchement trop rapide présente aussi des dangers, ainsi qu'il l'a vu, mais sans en signaler les conséquences probables (déchirures du périnée, décollation du placenta, etc.). « Si geminos pariat mulier aut alioqui partus ipse monstrificus est, sit cum unum corpus duobus capitis nasci contin-

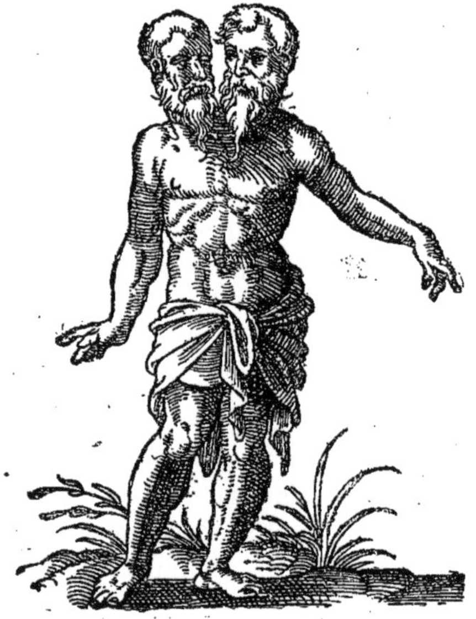

gi, quale fuit quod superioribus annis in ditione Vuerdenberga hac qua supra depictam vides, forma natum est. Aut contra si partus levis aut lubricus est, ita ut inter emitendus citius quam opus sit elabatur. »

IX. — Dans le neuvième paragraphe Rhodion parle des mauvaises présentations qui sont suivant lui la présentation par les pieds (qu'il regarde cependant comme à peu près naturelle quand il ne se produit pas de complication, ainsi que nous l'avons vu plus haut), la présentation par un seul pied (que beaucoup d'accoucheurs du XVIIe siècle regarderont encore comme dystocique, sauf Deventer), la présentation des pieds avec redressement des bras qui est véritablement dangereuse, et surtout la présentation par le tronc qu'il divise en présentation du bras, du dos, du ventre, et qu'il regarde avec raison comme la présentation la plus dangereuse : « quoties non suo modo atque legitime partus egeritur, ut cum ambobus pedibus aut genubus simul, aut altero pede tantum emergit, aut cum primo pedibus profertur, manibus in sublime erectis, et quod omnium periculosissimum est, quoties aut latus, aut tergum aut podex inter claustra (vagin) apparent, reliquis quæ prima conveniebat edit intus cessantibus. Item cum nascentibus geminis ambo pedibus, aut alterun pedibus, alterum capite simul prodeunt. Cujusmodi periculosi modi varie ac multi accidere possunt. » Comme on le voit dans le dernier paragraphe Rhodion signale l'embrouillement de la tête et des membres de deux fœtus, dont on s'est longtemps beaucoup exagéré la fréquence! C'est Philippe Peu qui a montré à la fin du XVIIe siècle qu'il n'en était rien, à cause de deux poches distinctes dans lesquelles sont le plus souvent contenus les deux jumeaux, et que ces dystocies étaient le plus souvent dues à une intervention imprudente et malhabile.

X. — Dans le dixième paragraphe Rhodion insiste avec raison sur les grands dangers de l'avortement au quatrième et au cinquième mois, à cause de la résistance qu'offrent les parties molles à la sortie du fœtus et à cause aussi d'un fait que Rhodion ignore ou qu'il ne signale pas, la faiblesse de la matrice insuffisamment développée. « Aggravatur partus quoties abortus quarto aut quinto post conceptum mense contingit. Eo enim tempore claustra adhuc forma inter se atque valide constringuntur ut Galenus ait. »

XI. — Dans le onzième paragraphe Rhodion signale les dangers

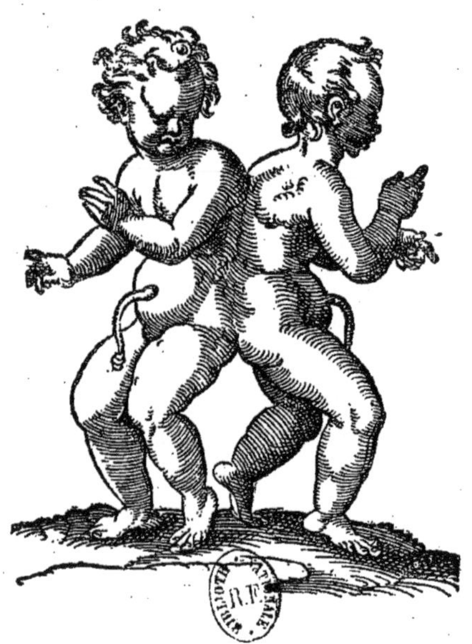

Monstres soudés par le dos d'après Rueff.

que fait courir à la femme au moment du part la mort du fœtus. Il faut se rappeler, pour bien comprendre l'intérêt qu'ajoutaient les anciens à la vie du fœtus qu'ils s'imaginaient que celui-ci prenait une part très active à l'accouchement. Hippocrate avait dit qu'il rompait les membranes et qu'il cherchait à s'échapper, Galien avait rétabli le rôle de l'utérus mais on n'en continuait pas moins à croire, et cela jusqu'au XVIIIe siècle, au rôle actif du fœtus ! Rhodion avait vu comme tous les accoucheurs quelques cas d'accouchements difficiles dans le cas où l'enfant est mort et macéré, mais ignorant le mécanisme de l'accouchement il ne savait pas que ces faits dystociques s'expliquent parce que le fœtus macéré s'adapte mal ou pas du tout aux parties qu'il doit traverser.

« Périculose parit quæ partum in utero emortuum gerit, propterea quod is neque verti facile neque moveri ad exitum potest. » La faiblesse du fœtus produit à peu près les mêmes résultats que la mort et Rhodion indique les signes qui permettent de présager cette faiblesse: « Aut cum partus in utero non mortuus sed imbecillior tamen est et ægrotans, ut ipse exitum suum promovere aut adjuvare non possit. Quod ex his signis facile animadvertitur : si prægnans longo tempore valetudinaria fuit, si fluxu ventris, aut mensum diuturno atque insolito post conceptionem laboravit. » Dans cette phrase on voit que Rhodion connaissait l'influence néfaste de la *diarrhée chronique*, il a signalé aussi, comme on le sait, les *hémorrhagies gravides* dans lesquelles peut-être entraient quelques cas de placenta prævia : On sait en effet que les femmes épuisées par les pertes de sang ont un travail parfois excessivement lent. Dans la phrase suivante se trouve relatée une superstition des sages-femmes assez courante à cette époque : « Item si a primo conceptionis mense statim mamillæ expressæ lac emiserint. » Les retards dans l'apparition des mouvements du fœtus étaient aussi regardés comme une preuve de débilité. « Præterea si partus in utero suo tempore non movetur. Nam emortui in utero partus signa et quo modo eidem pellendi sunt, infra capite nono docebimus. »

XII. — Dans ce paragraphe Rhodion montre qu'il connaissait parfaitement les résultats fâcheux qu'amène une rupture tardive (travail plus lent, décollement du placenta) ou au contraire une rupture prématurée (travail plus lent à cause du rôle mécanique de la poche des eaux qui dilate le col et prépare le passage à la tête). Rhodion croit que la distocie est due surtout dans ce cas à la sécheresse des parties qui ne sont plus suffisamment humectées et glissantes. « Periculosa paritur, quando secundina firmior est, nec facile rumpitur, atque exitum partus præbet aut contra cum eadem mollior atque tenerior est, anteaque rumpitur, quam partus convertitur aut ad egerendum aptus est. Tunc enim collecti circa illam humores, citrus abeunt quam tempus pariendi postulat, partusque sua justa et bona humiditas atque lubricitas quibus adjuvari debebat, subtrahitur. » Comme nous allons le voir Rœsslin eut beaucoup d'imitateurs.

JASON A PRATIS

Il fit paraître (de utero), en Hollande, en 1525 un manuel qui est une compilation sans valeur (Siébold); c'est très certainement une plate imitation de Rœsslin.

LUDOVICCO BONACIOLI DE FERRARA

C'est aussi une *compilation* des auteurs grecs et arabes. La partie *opératoire* est laissée à la sage-femme et peu développée; la partie médicament est d'une richesse inénarrable. Il y a de nombreuses erreurs populaires et étiologiques à déplorer ; *l'Enneas muliebris* est dédié à Lucrèce Borgia, 1521.

WALTER REIFF

C'est une *imitation* du travail d'Eucharius Rœsslin : elle est un peu plus volumineuse mais n'a rien gagné en valeur. Hippocrate, Aetius,

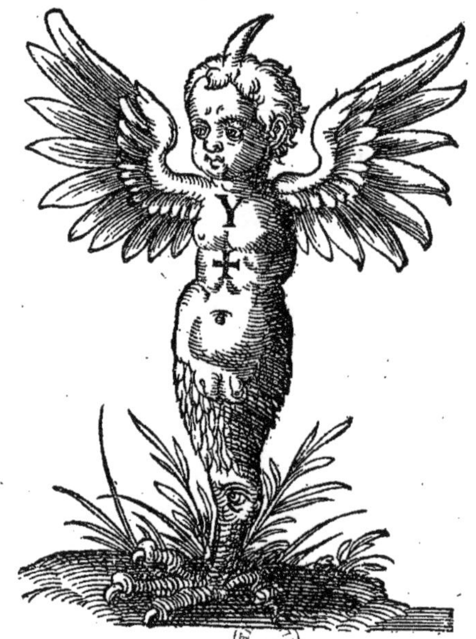

Monstre imaginaire à ailes d'oiseau d'après Rueff.

Pline, Paul d'Egine, les Arabes et les auteurs antérieurs de ce siècle sont mis à contribution ; les maladies des femmes, la stérilité tiennent la permière partie de l'ouvrage, les croyances populaires et astrologiques n'y font point défaut. Rien de bien utile sur le chapitre avortement, la *conduite* de l'accouchement est surtout laissée à la *sage-femme* qui doit toujours avoir des embryotomes. Reiff nous apprend qu'à Strasbourg les matrones étaient instruites par d'habiles médecins et chirurgiens ; il recommande l'établissement de sages-femmes jurées. Il ajoute cependant que dans les cas difficiles on fera bien d'appeler un habile médecin. Très peu de choses sur les dystocies par mauvaises présentations. On se borne à dire que quand la version céphalique ne peut s'effectuer il faut, quand l'enfant se présente par les pieds, tirer par les pieds ; les médicaments accélérant l'accouchement et l'expulsion du délivre sont en quantité innombrable.

NICOLAS ROCHOUX

De morbis mulierum curandis. — Compilation des auteurs anciens latins, grecs et arabes, qui comprend l'anatomie, les maladies, conception, accouchement et l'avortement. Un chapitre est consacré à la dystocie : il admet deux accouchements naturels : celui par la *tête* et celui par les *pieds*, les présentations du siège sont pathologiques, les opérations à faire sont tirées de Paul d'Egine ; on y trouve une énorme quantité de médicaments destinés à accélérer le travail. Il veut qu'on intervienne *manuellement* dans la rétention du placenta.

JEAN RUEFF

Jean Rueff publia sur les accouchements un nouvel aide-mémoire qui n'est qu'une réédition de celui de Rœsslin dont on s'est efforcé d'améliorer le texte ; il parut à la fois en allemand et en latin ; il est *clair et bien exposé ;* l'auteur sait insister sur les points importants. Malheureusement les *erreurs* et les *superstitions* n'y font point du tout défaut, ainsi qu'on pouvait s'y attendre ; la physiologie se ressent trop surtout de l'influence des Arabes.

L'ouvrage est divisé en six livres ; le premier est consacré à la conception et à l'embryologie, les gravures qui s'y rappportent sont de la pure imagination.

Le deuxième livre donne l'anatomie de l'utérus et l'éclaire par des planches qui sont très fautives. Les postures sont imitées entièrement de Rueff, la vieille croyance au manque de vitalité des fœtus de huit mois y reparaît encore.

Le troisième comprend la pratique de l'accouchement naturel, c'était le domaine des sages-femmes.

Le quatrième livre s'occupe des mêmes matières.

Le cinquième est consacré à la grossesse molaire, les accouchements merveilleux, les monstruosités les plus rares, tels que celui d'un enfant avec une trompe d'éléphant ou des pieds de cheval, des griffes d'oiseaux, etc. Elles seront reproduites plus tard par Paré et Siceti. Il se demande si ces monstruosités ne seraient pas le résultat d'un commerce avec le diable.

Le sixième livre est consacré à la stérilité chez les femmes. Un appendice est consacré aux soins à donner aux nouveau-nés.

C'est donc surtout le *troisième* et le *quatrième* livres qu'il nous faut analyser et ce sont eux que l'auteur recommande aux sages-femmes. Il fait jouer le rôle capital à l'enfant, et c'est lui qui en cherchant à s'échapper cause les douleurs de la femme. Il ne regarde comme naturelle que la présentation par la tête qu'il décrit du reste très mal : le rôle de la sage-femme est surtout celui d'une consolatrice ; on lui recommande les onctions sur le ventre et le petit travail. On lie ensuite le cordon et on procède sans retard à la délivrance. Dans les cas où la tête passe difficilement, l'auteur ne connaît pas d'autres moyens que les médicaments accélérateurs ; il y en a une quantité prodigieuse, la délivrance est assez bien décrite, mais dans les cas de rétention c'est encore surtout aux médicaments qu'on recourt.

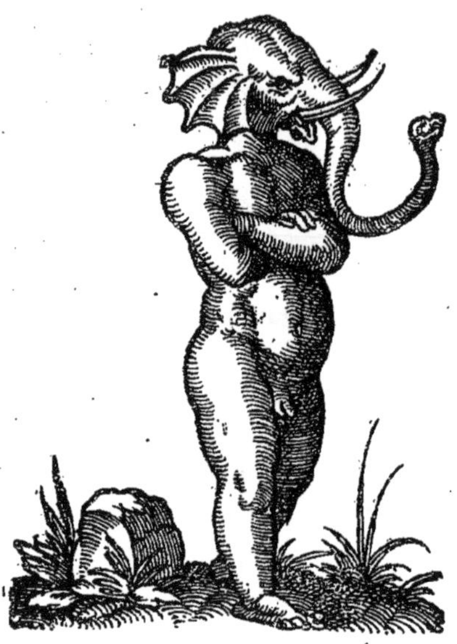

Le livre *premier* est consacré, ainsi que l'indique le titre (*liber primus de generatione hominis*) à l'histoire de la génération dans le genre humain. Il est divisé en six chapitres qui portent en latin les dénominations suivantes :

CAPUT I. — De genitali semine, quid sit, unde et quomodo nascatur.
CAPUT II. — De mixtura utriusque sexus seminis ejusque substantia et forma.
CAPUT III. — De tribus tunicis quibus fœtus in utero munitur ac tegitur.
CAPUT IV. — De tribus facultatibus corpus dispensantibus et ipso spiritu.
CAPUT V. — De vera partuum generatione et incremento fœtus pro ratione dierum ac mensium.

Caput VI. — De nutrimento fœtus in utero quibus alimentis alatur et quando in infantem excrescat.

Comme on le voit cette partie est consacrée exclusivement à la physiologie ; c'est une répétition pas toujours bien exacte de ce que les Grecs et les Arabes ont écrit sur ce sujet, ainsi que le prouvera l'analyse que nous allons en donner. L'auteur commence par montrer que la génération, chez l'homme comme chez tous les êtres vivants, suppose une graine et un sol propre à la faire se développer. La graine, dans notre cas, c'est la semence de l'homme et la terre, le viscère utérin. « Procreationem naturalem hominis, talem omnino observamus, qualem omnis generis stirpum generationem animadvertimus. Ut illa ex semine sui quæque generis telluri commissa germinant, augentur et ad perfectam suæ naturæ formam naturaliter excrescunt, ita homo quoque rationalis creatura sui corporis ratione, ex viri genitura in uterum feminæ, tanquam agrum, purgata naturaliter suum trahit principium. »

Quant à ce sperme, c'est une humeur superflue, un résidu alimentaire, un produit de coction venant de toutes les parties du corps. « Ex ipsa autem genitum, quam sperma sive semen dicimus, sua origine atque natura, superfluus tantum humor est residuum inquam alimento et superfluum tertia in corpore concoctiones per abstrusa organa est potissimus corporis et membris ad postes genitale deductum generationi inserviens. » La semence provenant d'une troisième coction est devenue ainsi très pure. La première coction se fait dans l'estomac, la seconde dans le foie et la troisième dans le cœur. Dans l'estomac et l'intestin les matières les plus grossières sont rejetées pour instituer les selles ; le foie par la bile se charge d'une seconde purification qui continue dans les reins par l'élimination des parties d'eau en superflu. Dans le cœur il y a mélange avec le fluide vital, l'aliment arrive aux différentes parties du corps d'où reviennent les parties superflues pour se changer, en parcourant les canaux spermatiques, en sperme.

Le fœtus résulte d'une mixture des deux semences mâles et femelles. « Postquam auten uterus quod genitate fœminei sexus membrane est *viri* genituram conceperit suum quoque semen illi admiscet ita ut et ambobus utriusque sexus seminibus una mixtura fiat. » Et à ce propos, l'auteur rappelle qu'il y a des dissidences sur la manière dont est formé l'embryon, car Aristote n'est pas là-dessus du même avis que Galien. « Aristoteles enim feminæ menstruum præparatam dicit esse totius fœtus, licet crudam materiam, etc. »

Dans le chapitre III, Rueff traite « de tribus tunicis quibus fœtus in utero munitur et tegitur. » Ici encore nous n'avons qu'une simple répétition des théories galéniques. Voici en effet comment il décrit l'allantoïde. « Secunda tunica Arabiis, Biles, Grœcis allantoides dicta connexis fœtus partibus adjacens, ab umbilici omnia inferiora concludit, rugosa et sinuosa admodum sinuosæ vesti non absimilis, in quam urina, sudores et si qui alii acriores humores a maturo fere jam fœtu profluunt, distillant et ad pariendi tempus usque detinentur. »

L'auteur consacre ensuite un chapitre aux trois facultés principales du corps et de l'esprit vital tout empreint encore d'une métaphysique scholastique et dans les détails desquels nous ne croyons pas devoir rentrer. Disons cependant que la première végétative est placée dans le foie, la seconde vitale dans le cœur, la troisième animale dans le cerveau qui se subdivise en intelligence, mémoire et raison, etc.

Nous serons très bref aussi sur le paragraphe où est décrit l'accouchement des fœtus dans les divers mois, l'auteur n'ayant pas fait sur ce sujet preuve de la moindre originalité. Qu'on en juge plutôt par la phrase suivante :

« Postquam matrix recipiendo genitali semini naturaliter propria (magneti ferrum et electrum crines ac plumas atrahenti similis) genitale semen receperit et calore suo in coaguli vel cui formam ambo semines concluserit, a primo statim die usque ad sextum vel septimum plurimæ et subtilissimæ fibræ arcuntur ; calido motus natæ, in quibus non hepar cum potissimis organis suis naturali virtute generatur. » Après le foie apparaissent successivement le cœur, le cerveau, etc., créé l'un par la force vitale, l'autre par la force animale. Voici comment est décrite la formation du cerveau.

Intra prædictum tempus generatur etiam suprema et potissima hujus structuræ pars, cerebrum inquam in tertia hujus massæ pellicula. Repleta enim tota seminis massa animali spiritu, contrahitis magnam genitalis humoris partem et in concavitatem quandam in qua cerebrum formetur, concludit. Externo autem operculo quodam circumquaque legitur quod calore tostumet siccatum, in os redigitur et crassium fit, pro præcedentis figuræ forma. Sic autem formatur cerebrum, ut vitalium spirituum omnium naturas concipere, retinere et mutare possit, unde etiam et rationis et omnium sensuum initia proveniant. Ut enim ex hepate venæ ex corde vero arteriæ suam trahunt originem, ita etiam a cerebro nervi mollioris et tenuioris naturæ existens, oriuntur non venarum, more concavi sed solidi. » Dans l'utérus (chapitre VI *De nutrimento fœtus in utero, quibus alimentis alatur et quanto in infantem excrescat*) l'enfant se nourrit de la façon suivante : « dum in utero fœtus est attracto per umbilicum fovetur sanguine, quo fit ut post conceptum menstruos mulieribus fluere desinant. » Le sang des menstrues se divise en trois parties : la première, la plus pure va au fœtus, la deuxième, moins pure aux mamelles pour devenir du lait, la troisième, la plus impure reste dans la matrice pour former les membranes de l'œuf. Et Rueff ajoute : « Inde est quod Hippocrates multum affinitatis inter lac et menstrua esse dicat, cum illud ex his fieri contingat : Galenus etiam hujus rei gratia eleganter monet, infantem plus ex matre quam a patre habere, eo quod primum semina menstruis augeantur, nisi his in utero nutriatur fœtus, rursus natus alatur lacte. »

***

Le *deuxième* livre est d'un caractère moins métaphysique : la théorie fait ici place à des notions pratiques bien insuffisantes en-

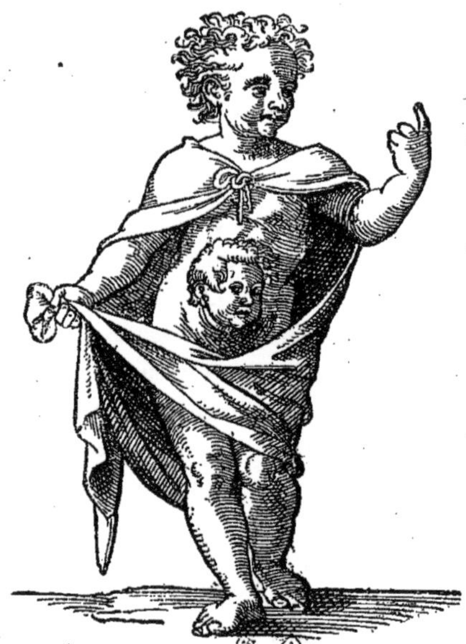

Inclusion fœtale d'après Rueff.

core, mais cependant d'une utilité évidente pour les sages-femmes et les chirurgiens auxquels ce livre est destiné.

On y trouve une description assez ample suivant les idées des anciens de la matrice.

Dans les éditions ultérieures de Rueff, par exemple dans l'édition de Francfort de 1580, le texte de l'auteur est notablement amélioré par des additions et des corrections empruntées à Vésale, auquel on a également pris plusieurs figures. Dans la rédaction primitive, où ces modifications ne se retrouvent point, on sent à chaque pas l'influence de Galien que Rueff s'est borné à copier. Dans le chapitre IV, on trouve l'époque où le fœtus prend une figure humaine ; c'est au quarante-cinquième jour. Au-delà l'enfant est comme une tendre fleur que tout peut menacer, la joie ou la crainte trop vive, une simple indigestion, une maladie de la femme enceinte, etc. Pour éviter tous ces dangers, il est nécessaire que la mère suive un régime et prenne certains médicaments. Malheureusement les tentatives coupables de la femme, l'impéritie de la sage-femme ou des médecins favorisent bien des crimes. Mais c'est là l'affaire des magistrats et non de l'auteur de cet ouvrage qui n'a pas ici à s'en occuper. L'enfant qui naît au sixième mois (chapitre V du IIe livre ne peut survivre. « Sciendum autem quando sexto mense natus fuerit vitam naturaliter retinere non posse eo quod (licet distincte formatus) nundum tamen justæ perfectionis sit. » A propos de la grossesse de sept, de huit mois et de neuf mois, on voit reproduites toutes les idées hippocratiques comme dans Rhodion : « Si vero septimo mense nascatur, vivet facillime qui tum satis perfectus existit. Quod vero octavo mense nati rarissime vivere possent cum qui septimo nascantur plerumque imvivis maneant, non sine ratione fit, etc. » A propos du sexe de l'enfant, Rueff reproduit l'ancienne erreur traditionnelle.

« Sciendum item masculos in dextro matricis concipi latere ex uberiori semine, ex dextro viri testiculo prodeunt, fœmellas autem in sinistro ex sinistri testiculi semine. Dextrum enim latus propter hepar calidius est, sinistrum vero frigidius. » C'est la prépondérance de la semence mâle ou femelle qui explique la ressemblance de l'enfant avec son père ou sa mère.

Le chapitre VI est consacré à l'hygiène de la femme enceinte et aux soins qu'elle doit prendre jusqu'à l'heure de son accouchement. Il faut qu'elle soit gaie; qu'elle ne soit pas bourrelée de soucis; elle ne doit point se livrer aux émotions violentes. « Ante omnia hilari sint animi luctu et curis ne conficiantur, gaudiis mediocribus dent operam. » Elle ne doit pas se fatiguer, ni faire des efforts trop pénibles. « Deinde omni motu vehementi ac laboribus difficilibus abstineant et modico utantur exercitio. » Quant à l'alimentation : « Victus gravitarum frugalis et mediocris sit, crudioribus et crassis cibis qui facile concoqui nequeunt abstineant, puta lentibus fabis, piscibus carne tribula, salsu et frixa, frugibus, lacte, caseo et similibus. » Au concontraire on permettra les œufs, la chair de volaille, etc. On ne saignera pas jusqu'au quatrième mois.

S'il y avait menace d'avortement les onctions à l'alun, au tannin, au vinaigre renforceront l'utérus.

Quand il y a des nausées et que la femme ne digère pas bien Rueff conseille un sirop où il entre une conserve de mures, de la cinamone, du vinaigre étendu d'eau, du musc, etc.

Le livre III est consacré à l'accouchement naturel, le plus souvent c'est une simple copie des passages correspondants de Rhodion. Rueff en recommande particulièrement la lecture aux sages-femmes ainsi que celle du VIIIe livre.

***

Dans le premier chapitre de ce livre (de partu et parturientium infantium cura) l'auteur reprend pour son compte l'idée hippocratique que l'enfant joue le plus grand rôle dans le travail. Bientôt affamé parce que l'aliment que lui fournit la matrice ne correspond plus à sa taille il s'efforce de s'échapper, il rompt les membranes et tâche de sortir en se jetant sur les parties qu'il a à traverser : « Jam enim magnus multo alimento indiget quod quia sufficiens per venulas et umbilicum porro attrahere nequit, magno impetu in utero movetur ideo ut ligamenta rumpat. « Cum tunicis quibus involutus est, secundinam inquam, cum duabus reliquis tunicis, de quibus supra dictum est, perrumpat et pro hujus figuræ ratione se ad partum expediat. » Les douleurs sont produites par les efforts que fait l'enfant pour s'échapper : « Qui : (dolores) reipsa nihil aliud quam perfecti jam infantis impetus sunt, quibus impellantur et retentur deorsumque ad inferiora exeundi gratia contendunt. » Les membranes rompues par les efforts du fœtus, les eaux s'écoulent au dehors : « ruptis enim ex impetu membranis et reclusa matrice humores diffluere incipiunt. » Voici d'autre part la phrase où l'auteur indique les accouchements naturels et non naturels. « Et hæc legitimi et maxime naturalis partus forma est si caput primum ad exitum ducatur, diduelis, ad latera maubis et super coxa applicatis uti præsentis addicta figura est. Non naturalis autem partus dicitur, si harum conditionum aliqua defuerit. »

Rœsslin avait au moins montré immédiatement après cette définition que l'accouchement par les pieds se rapproche beaucoup du naturel.

Le siège obstétrical décrit par Rueff est le même que celui qui est signalé dans l'ouvrage de Rœsslin. Voici les qualités qu'il doit offrir « Sedile ipsum semicycli forma sit sequator suffluitum pedibus, tubero a tergo retrorsum ad finem deducto, panno nigro subtus ad terram usque propendente obductum, ea ratione, ut tecta sit parturiens, reliquæque interdum, si necesse fuerit, mulieres ubique, manus admovere possint. Sedes ipsa pannis munita et obducta sit ne lædatur eminens mulier, aut infans alicubi propter dolores et motus matris forte impengens. » Il dit y avoir trois femmes à côté de la patiente ; la sage-femme qui est en face de la parturiente et deux commères à côté pour maintenir les membres de celle-ci et l'exhorter à la patience, la consoler, etc. La matrone graissera soigneusement les parties maternelles, pour rendre celles-ci plus glissantes et moins sèches. Rueff recommande aussi ce qu'on appelle le petit travail s'il s'arrête au moment de franchir les derniers obstacles. La sage-femme le tirera d'elle-même en dehors en introduisant sa main dans le vagin. Elle liera ensuite solidement le cordon à quatre doigts de l'ombilic et s'occupera aussitôt après de retirer le délivre.

Malheureusement tous les accouchements ne sont point faciles et rapides. Pour remédier à ces empêchements, on peut recourir d'abord aux moyens médicaux dont le nombre, comme nous le savons, était considérable à cette époque. Ainsi si la femme pousse mollement, on donnera les sternutatoires. La plante appelée Bursa pastoris broyée dans du vin, les applications topiques de lait de femme sur l'ombilic produisent les mêmes effets. Pour réveiller les douleurs, on donnera un collutoire formé de trochisque de myrrhe, de graines de safran, de cinamone, d'artémise, de pulegium, etc. On en prendra une gorgée toutes les heures.

On peut aussi faire des pilules avec la formule suivante :

Cumi bdellui
Myrrhæ
Styracis liquidæ
Castorei
Agni casti — 5.

On peut donner aussi des demi-bains avec des décoctions d'alltea, de mauve, de meliloteli mélangées.

On y trouve aussi la composition extraordinaire d'un onguent où rentrent plus de quarante substances. La rétention des membranes pouvant amener l'apoplexie, la syncope ou l'épilepsie par les vapeurs qui de la matrice s'élèvent au cerveau, et le suffoquent, il faut faire des fomentations à la mauve, au castoreum, etc.

Si les jours qui suivent l'accouchement les lochies cessaient, comme cette rétention des vidanges est extrêmement dangereuse, on fera éternuer la malade en lui insufflant dans les narines du poivre ou de la poudre d'ellébore, et en la forçant ainsi d'expulser les vidanges emprisonnées. Si les lochies au contraire sont trop abondantes, on recommandera à la malade le plus grand repos et on lui donnera des aliments desséchants. On mettra à l'enfant des amulettes en corail rouge ou des graines de pivoine pour le préserver de tout mal.

Le chapitre VI du IIIe livre est consacré à la façon dont il faut s'y prendre pour délivrer la femme d'un enfant mort empêché de sortir.

Comme causes empêchant la sortie de l'enfant, il faut citer d'abord certains orifices du col qui sont si étroits et si insensibles qu'ils ne s'ouvrent un peu qu'au moment du coït ou des menstrues ; leur dilatation est tout à fait insuffisante pour laisser passer le fœtus. Il faut qu'alors la sage-femme intervienne et élargisse le col avec ses doigts. On fera les mêmes manœuvres quand le col se referme sur le cou de l'enfant. Si tout cela ne réussit pas, on remettra la femme dans son lit et on recourra aux médicaments expulsifs. On donnera par exemple la décoction suivante :

R. Ficus incisas, Iij.
Fœnugrœci,
Seminis artemisiæ, } ana II ξ
Rutæ,
Aqua Pulœgii et artemisiæ, ξ ana Vj.

On mêle et on ajoute :

Trochiscorum de myrrha, ξ j.
Croci grana, III.
Sachari, q. s.

Une autre décoction renfermant du castoreum, du galbanum, du soufre, de l'opoponax, de l'excrément de colombe, de l'assa fœtida, était aussi très usitée.

Si la matrice résiste à ces moyens quelque persuasifs qu'ils fussent, il faut recourir aux *instruments ;* on encouragera la malheureuse femme qu'on confiera à la grâce de Dieu ; on laissera la femme sur le siège ou si cela paraît préférable, on la portera dans son lit. On recourra ensuite aux moyens usités, au speculum qui dilate de force le col, à l'apertorium, qui se maniait à peu près comme le speculum. Si l'enfant mort est trop volumineux, on se servait de deux sortes de pinces embryotiques, le rostrum analis et d'une pince *assez semblable au forceps* et portant même ce nom (forceps longa et tersa), mais qu'on introduisait *montée avec ses branches ;* les parties préhensives sont larges mais non fenêtrées.

Le *quatrième* livre est consacré aux présentations non naturelles.

Dans la présentation des pieds, pour que tout se passe bien, le fœtus doit sortir les mains appliquées sur ses hanches, la sage-femme graissera soigneusement les parties maternelles pour que rien ne tende à faire relever les bras. Elle saisira même dès qu'elle pourra les membres supérieurs afin de les empêcher de remonter. Si l'enfant ne passe pas parce que son corps est trop gros ou que les bras se sont relevés, on donnera à la femme des sternutatoires : « elleborum parturienti pro impellando partu naribus inspirandum. » On *pressera ensuite l'utérus doucement*, « nec non uterus ejus utraque manu comprimendus leniter », pour aider à l'expulsion du fœtus.

L'enfant peut se présenter les bras relevés de chaque côté de la tête ; jamais la sage-femme ne l'aura ainsi à moins qu'il ne soit très petit, on tentera dans ce cas la version céphalique (par manœuvres internes), et on placera pendant ce temps la femme dans la position génu-pectorale.

Nous ne croyons pas devoir continuer notre analyse plus loin, car ce que dit plus loin Rueff n'est qu'une répétition à peu près intégrale de Rœsslin.

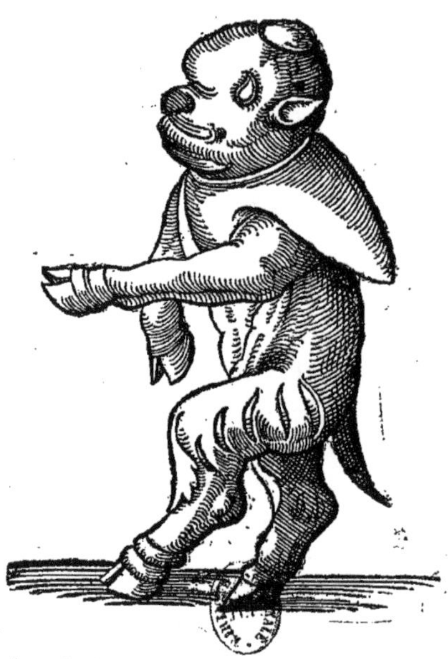

Monstre imaginaire à tête et corps de cochon d'après Rueff.

Signalons cependant le paragraphe où il décrit les diverses *monstruosités fœtales*. A côté de passages absurdes, le lecteur peut trouver des matériaux utiles. Ainsi il y verra des monstres, etc., phocomèles, syréniens, doubles, etc.

DALECHAMP

Dalechamp, médecin très distingué de Montpellier, qui devint professeur à la faculté de Lyon, a composé un bon traité de chirurgie d'après les anciens. Dans cet ouvrage on trouve deux passages qui nous intéressent, l'un ayant trait à la dystocie, l'autre à la rétention des membranes. Comme d'habitude l'auteur traduit le passage correspondant de Paul d'Egine, qu'il commente ensuite et annote avec l'aide des autres auteurs qui ont écrit sur ce sujet. C'est nul comme originalité, mais c'est très fort comme érudition. En définitive Dalechamp est très utile à consulter pour se faire une idée de la manière dont en comprenait la chirurgie et l'obstétrique au XVIe siècle ; c'est à ce titre que nous reproduisons les passages auxquels nous venons de faire allusion. On n'y trouvera pas le griffon dont parle Ambroise Paré ; Dalechamp, son inventeur, ne s'en servait que pour retirer les flèches de blessures où elles étaient implantées.

DYSTOCIE, D'APRÈS DALECHAMP

Chirurgie française, *recueillie par M. Jacques Dallechamps, docteur medecin, et lecteur ordinaire de cette profession à Lyon. Lyon, chez Guillaume Reville, 1570, avec privilège du Roi), page 439, Chapitre LXXIV.*

Nous avons écrit au IIIe livre l'ordre et diligence qu'on doit avoir quand les femmes commencent à enfanter. Si usant d'icelle l'enfant pour cela ne vient point de droit, et ne peut sortir, à bonne occasion nous y emploierons l'opération manuelle, considérant premièrement si la femme est pour échapper ou non. Si nous estimons qu'elle n'y doit demeurer, nous exercerons l'opération manuelle, mais si elle est pour mourir, nous n'y toucherons point. Celles qui sont dangereuses de mourir sont assoupies, comme léthargiques, destituées de force, abattues, mal aisées à réveiller, et si par force de crier on les réveille, ayant dit faiblement quelques paroles, derechef s'endorment. Aucunes tombent en *rétractions convulsives*, en tremblement des parties nerveuses et en exténuation étrange de tout le corps qui ne fait point son profit du nourrissement. Le pouls est fort gros et tumide, mais petit et obscur. Celles qui doivent être saines n'ont aucun de ces accidents. Nous situons la femme à la renverse sur une chaire, plutôt pendante contre bas qu'autrement. Les femmes ou quelques serviteurs lui tiennent les jambes soulevées, et si on n'a commodité de femmes ou de serviteurs pour les tenir, avec des bandes on lie sur un petit lit la poitrine de la femme, afin que tirant l'enfant, son corps ne suive pas, car en suivant et obéissant il romprait l'effort de la traction. Ce fait, le maître commande à un serviteur de tenir les ailes du couronnement ouvertes et séparées et lui jette en l'orifice de la matrice la main gauche, qui se fait plus grêle, joignant fort les doigts ensemble et ayant premièrement relaxé ces parties avec bacinement et parfums d'huiles, essaye de dilater ledit orifice et cherche lieu commode pour ficher un crochet. Les parties commodes pour le ficher quand l'enfant présente la tête première, sont les yeux, le quignon de la tête, la bouche à l'endroit du palais, le menton les forcelles, les côtes et les flancs. Si l'enfant présente les pieds, on fiche le crochet aux os du pénil en l'intervalle des côtes et aux forcelles. On tient le crochet de la main dextre et cachant l'arpe d'icelui entre les doigts de la main gauche, doucement avec icelle on le pousse et met dedans pour le ficher en quelqu'une des parties susdites jusqu'à ce qu'il pénètre dans la vacante d'icelle. Puis derechef on en fiche un autre opposite au premier, affin que l'attraction se fasse également, sans incliner ou prendre plus d'une part que de l'autre. Ce fait, on tire l'enfant également non seulement tout droit mais aussi de biais, comme quand on veut arracher une dent, et ne faut, quand on change l'attraction de droit en biais, lâcher ou diminuer la force de tendre. Les choses ainsi dres-

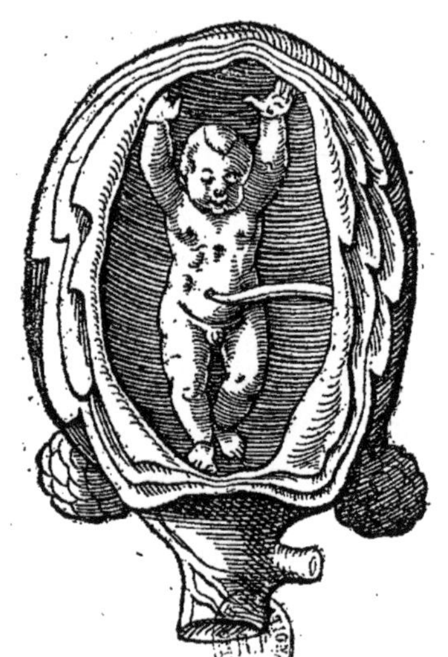

Présentation par les pieds d'après Rhodion.

sées, le maître jette le doigt indice de la main gauche engraissé d'huile et quelques autres s'il veut entre l'orifice de la matrice et le corps de l'enfant serre là remuant les doigts en rond comme pour séparer et diviser l'enfant des parties qui l'arrêtent. Si le crochet suit raisonnablement la main du maître qui le tire, il faut le remuer plus encore vers son issue, et continuer d'ainsi faire jusqu'à ce que l'enfant soit du tout sorti dehors. Si l'enfant avance un bras, et n'est possible de le retourner dans la matrice, parce que le corps occupe et presse son orifice, on l'enveloppe de quelque lange usée afin qu'il ne glisse et échappe, puis on le tire quelque peu et après l'avoir amené on le coupe tout à l'endroit de l'épaule. Ce même fait, on avance les pieds et les attirant, le corps ne suit point, on le coupe à l'endroit des aines et après on essaye de contourner le reste du corps.

Si l'enfant est serré et tenu parce qu'il a la tête grosse et enflée à cause d'une aquosité accumulée en icelle, on incise le nez avec une lancette de laquelle on extirpe les pourpres du nez ou avec une éprouvette tranchante ou avec un canivet caché entre les doigts, afin qu'étant vidée d'aquosité, la tête s'abaisse et désenfle. Si naturellement l'enfant a la tête trop grosse, il faut inciser le nez comme il a été dit puis le briser et rompre avec une tenaille propre à tirer les dents ou à arracher les os, et si les os sont éminents (saillants), les emporter dehors. Si la tête est ja (déjà) sortie, mais l'enfant est serré et engagé par la poitrine, avec le même instrument on l'incise à l'endroit des forcelles, jusqu'à ce qu'on pénètre à la vacuité d'icelles affin qu'étant ependues les humeurs, elle s'abaisse et si pour cela elle ne s'abaisse, faut couper les forcelles et les oter du tout. Par ce moyen lors elle s'abaissera. Si l'épigastre enflé depuis la mort de l'enfant ou parce qu'il est hydropique le retient au passage, avec même industrie on vide l'aquosité et les boyaux. Quand l'enfant se jette hors les pieds premiers facilement on le détourne et redresse vers l'orifice de la matrice. S'il est arrêté par le ventre, ou par la poitrine, avec la main couverte d'un lange on l'attire comme a été dit ; puis ayant fait l'incision on vide ce qui est contenu dans lesdites parties. Si après avoir ôté les autres parties du corps la tête seule se présentant à sortir est retenue il faut mettre la main gauche dedans, et si l'orifice de la matrice est ouvert, glisser et entrer la main au profond d'icelles, puis rechercher la tête et l'ayant rencontrée, la rouler avec les doigts vers l'orifice, et après ficher un ou deux crochets en icelle et la tirer dehors, mais si l'orifice est clos pour doute d'inflammation ne la faut violenter, ains pour l'adoucir et relaxer faut user d'injections huileuses grasses, et copieuses, de demi-bains d'embrocations et de bacinnements, de cataplasmes, afin qu'étant ouvert, on puisse sortir ladite tête comme a été déclaré. Si venant l'enfant de côté il est possible de le redresser, il faut procéder avec l'industrie et méthode décrite. S'il n'est possible de le redresser, il faut dans la matrice même le rompre tout, et l'emporter à pièces, se donnant garde qu'aucune des parties de son corps ne faut et demeure cachée au dedans de la matrice. Après l'opération manuelle, on applique les remèdes qui empêchent la matrice de tomber en inflammation, et s'il advient flux de sang, nous avons déjà particularisé la curation d'icelui.

ANNOTATIONS

La difficulté d'enfanter (dit Aëce) procède ou de la mère, ou du fruit, ou de l'arrière-faix, ou des causes externes. De la mère, si elle est faible de courage, ou de corps, ou de tous deux ensemble : si elle a la matrice trop petite, ou le conduit d'icelle trop étroit. Les femmes qui à cause de leur âge jeune et tendre sont de petite stature, ont ordinairement la matrice en proportion aussi petite que les autres parties du corps. Cette difficulté vient aussi pour raison de la mère, quand le col de la matrice est tortu, ou bouché de quelque phlegnon, abcès, œdème, scirrhe : ou gasté de quelque ulcère : ou empesché de quelque carnosité engendrée en iceluy, ou en son orifice, ou de quelque membrane puissante, comme en celles qui n'ont point la matrice percée : ou quand la mère a pierre en la vessie, qui en pressant le col de la matrice empêche l'enfantement : ou

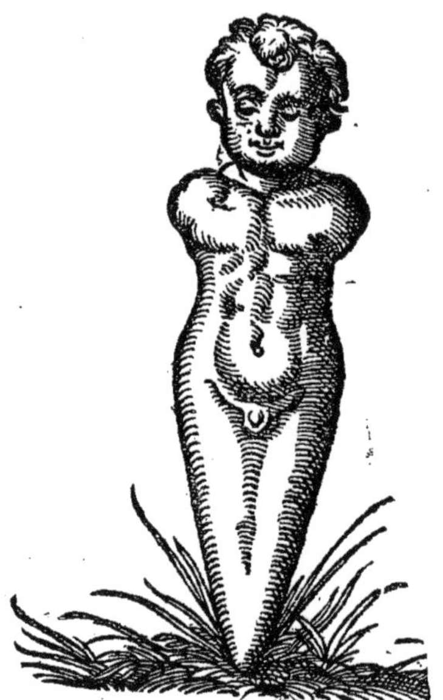

Monstre Syrenien d'après Rueff.

quand elle est trop grosse et refaicte : ou quand les os du penil sont par trop serrés, de façon qu'en enfantant ils ne se peuvent dilater. Ces mots d'Aëce, ou plutôt de Philomenus, se doivent entendre sagement. Car certainement les os du pénil tant aux hommes qu'aux femmes sont conjoints par interposition d'une cartilage, laquelle ainsi que nous vivons longuement semble petit à petit diminuer, et presque se tarir et consumer. Mais aux femmes pour l'aisance, facilité et commodité d'enfanter, ces os n'ont leur assemblage continue par une si longue ligne que les masles. D'avantage les parties inférieures de ces os au-dessous de leur assemblage, sont plus minces, plus enfoncées, plus séparées et reculées l'une de l'autre, qu'aux masles, de sorte que l'espace vuide qui est entre l'os du croupion, et l'intérieure face de la partie basse de l'os de la hanche est trop plus grand aux femmes qu'aux hommes. Outre ce les inférieures parties asçavoir la dextre et senestre des os des hanches sont plus escartées l'une de l'autre aux femmes qu'aux masles : et quand elles sont au travail d'enfant, la queue de l'os du croupion, qui pour raison que les ligaments de ses effets sont lâches, se rendît mobile tant en cette occasion qu'aux grandes ouvertures du fondement, lors obéit, et se tord en derrière, ce que les femmes connaissent en elles-mêmes, parce que durant tout le temps de leur travail, elles ne peuvent demeurer assises, et si elles se veulent asseoir, sont plus travaillées et tourmentées : mais se mettent sur les genoux, et se fléchissent quelque peu en devant enfantent avec moins de peine. Voilà les secrets de nature, quant à ce point, et ne faut guider, comme d'aucuns lourdauts, qu'en faisant l'enfant, les os du pénil s'entrouvrent pour lui donner passage. Car ces os, aux femmes, ne se touchent pas l'un l'autre, comme aux hommes, ains sont joints par un ligament robuste. Les femmes ainsi se trouvent en cette peine, quand les os des lombes ont une éminence avancée en dedans, ou quand le boyau droit ou la vessie sont chargés d'excréments abondants. Aucunes pour être trop vieilles, et à cette cause faibles, endurent cette peine : aucunes pour ce que c'est leur premier travail, s'étonnent et craignent : et parce qu'elles ne sont usitées à cela, ne savent comme il faut situer et agencer leur personne, ou bien se gouvernent en jeunes, ainsi comme véritablement elles le font, quand par faute d'âge competent, elles n'ont encore force suffisante pour s'aider. Aucunes pour ce qu'elles ne sont coustumières de sentir douleur, ne la peuvent souffrir. Aucunes sont affaiblies de quelque maladie précédente, comme il arrive souvent après une perte de sang par la matrice : aucunes sont de leur naturel si délicates qu'elles n'ont la vertu de pousser leur fruit, mais toujours sont elles beaucoup travaillées, quand elles enfantent avant terme. Voilà ce que nous considérons en la mère. Le fruit cause cette peine, quand il est trop grand de tout son corps, ou d'aucun membre particulier, comme de la tête, de la poitrine, ou du ventre : quand étant trop débile, il ne peut en sautant et se remuant aider à l'effort de la mère : quand il est par trop petit, et peu pesant ; s'il est monstrueux comme s'il a deux têtes, ou trois pieds : quand les enfants sont bessons, pour sortir se jettent ensemble soudainement à l'orifice de la matrice, ou au col d'icelle : quand l'enfant mort n'aide rien sa mère : quand après la mort, il devient enfle : quand il est si débile qu'il n'a vertu de s'élancer dehors ; quand ils sont plusieurs enfants d'une ventrée. Hérophile écrit une femme en avoir fait cinq d'une portée. Bonaventure Sauelli, gentilhomme Sienois, m'a affirmé une sienne esclave qu'il entretenait, en avoir fait sept d'une portée, desquels les quatre furent baptisés. Albucasis dit être certain d'une dame qui en avait fait sept, et d'une autre qui s'affollant et avortant, en feit quinze tous formés. Pline, chap. II, livre VII, parle d'une qui en avorta douze. Mais retournant à propos, nous considérons aussi comme l'enfant se présente. La naturelle et meilleur sorte est que venant au monde, il ayt les bras étendus le long des cuisses, et la tête droitement tournée vers l'orifice de la matrice sans l'incliner çà ny là. La meilleure après est, qu'il présente les pieds premiers, toutes les autres, hors ces deux, sont contre nature, comme s'il a la tête tournée vers la partie dextre ou senestre de la matrice, ou il avance dehors l'un des bras, ou tous deux, ou présente les jambes ouvertes dans la matrice même.

Entre toutes les figures vitieuses, la moins suspecte est, quand l'enfant vient les pieds premiers, et principalement, si les mains sont étendues sur les deux cuisses. Quand l'enfant sort un pied seulement, retenant l'autre dedans, ou se doublant et repliant, se jette et appuye contre quelque partie de la matrice, ou quand il a les bras étendus, il le faut redresser. Quand il vient de côté, cela est moins dangereux, et se fait en trois manières, à savoir, ou sur l'un des deux côtés, ou le ventre devant. Le meilleur est, et le plus seur, quand il se présente sur l'un des côtés, parce qu'il donne lieu et entrée à la sage-femme pour y mettre la main, afin qu'elle puisse le contourner pour lui faire présenter la tête première, ou les pieds. La plus mauvaise figure est des enfants, quand ils se doublent et plient, principalement quand ils se tournent vers la jointure de la hanche : l'enfant se double en trois sortes, se couchant sur l'orifice de la matrice, ou de la tête et des cuisses ensemble, ou du ventre, ou de la cuisse. Le meilleur en cecy est, qu'il se couche sur le ventre : car le luy tranchant, et ôtant les entrailles, le corps s'abaisse, et desenfle, et se peut aisément changer en autre figure. Quant à l'arrière-faix, il rend l'enfantement difficile, si pour être trop épais, il ne se peut rompre, ou pour être trop mince, et délié, il se rompt avant qu'il en soit temps. Car l'humeur ramassée dans les tuniques qui enveloppent l'enfant s'épand et vuide devant son heure, et au temps de l'enfantement le passage du fruit demeure sec, lorsqu'il a plus grande nécessité d'une telle mouilleure, pour le faire glisser et couler dehors. Les occasions externes sont une grande froideur du temps et rude hyver, qui serre les conduits, ou une grande et ardente chaleur qui abbat et ruine la vertu de la mère ; et autres tels accidents fortuits. Le médecin se doit informer de toutes ces choses avec la sage-femme, avant que témérairement entreprendre l'opération manuelle, et ne lui permettre de gâter et déchirer la matrice. Si les difficultés procèdent d'une éminence des lombes, il faut asseoir la mère dans une selle, les genoux fléchis, le visage tourné contre terre, à fin que la matrice pendant contrebas, étende son col tout droit : et de même sorte faut-il agencer celles qui sont trop grasses. Si elle procède de ce que le conduit et passage est trop étroit, serré, et pressé, il le faut relaxer par demi-bains chauds, et fomentations par embrochations d'huiles chaudes actuellement et de faculté, par onctions et cataplasmes de même vertu, donnent ordre que la chambre soit chaude. Le baing aussi proufite, pourvue que la fièvre ou autre chose telle ne l'empêche, il est aussi bon pourmener la patientē dans une litière en un lieu chaud. Aucuns veulent qu'on lui ébranlle et secoue fort la personne.

Si une véhémente chaleur la débilite, on la fortifie avec médicaments qui resserrent, corroborent et condensent, comme lavements et sinapisations, de meurte, pampres de vigne, grenades, roses ; des senteurs composées avec du vin aigre : des oignements avec du vin et huile rosat. Si l'enfant vient autrement qu'il ne doit, autant qu'il est possible il le faut réduire en sa naturelle figure. S'il jette dehors un pied, ou une main ; il ne le faut pas tirer par là, parce qu'on l'engagerait et empêcherait davantage, ou l'on luy romprait le membre, on l'on lui délouerait, mais avec le doigt, il faut remettre ladite partie en sa place. Si avec la mauvaise figure de l'enfant l'orifice de la matrice est serré, premièrement nous repousserons l'enfant contremont pour le retourner en sa naturelle figure, et le redresser en l'orifice de la matrice, puis assiduellement engressons d'huile toutes ces parties, doucement, gracieusement, et sans compression, pour garder de blessure et dommage le fruit, la mère et la matrice. Les choses contre nature, comme phlegmon, et autres tumeurs, se doivent ôter par leurs propres remèdes. On sollicite le ventre par clystère. On chasse la pierre de la capacité de la vessie au col d'icelle avec la sonde et par icelle même on fait sortir l'urine retenue. Si l'orifice de la matrice est clos, on le ramollit et relaxe avec médicaments unctueux ; et d'iceux on use aussi, quand la matrice est trop petite, puis l'élargissant avec les doigts, et tirant l'enfant de force pour l'arracher: et si cela ne suffit, qu'on l'emporte par pièces. Si les eaux sont espandues trop tôt, on fait injection du bouillon d'orge mondé, tiède, avec blancs d'œufs, et la décoction coulée de malue et fenegre. Si l'arrière-faix est trop dur, épais et solide, il le faut inciser. Si les enfants sont plusieurs arrêtés au col de la matrice, il faut rechasser les uns au fond d'icelle, et avancer celui qui est plus prêt à sortir. L'heure de mettre la femme sus chaise ou celle où elle se doit évertuer, est quand étant ouvert l'orifice de la matrice, on rencontre avec le doigt la partie de l'enfant qui se présente la première. L'opération manuelle par excision est principalement nécessaire, quand l'enfant a quelque membre trop gros, ou qu'il est mort. Les signes de la mort sont, que se remuant auparavant il ne bouge plus: que le touchant, on le sent froid: que la mère a l'aleine puante, les yeux enfoncés, les lèvres et le visage amortis, le ventre enflé, et paraventure a pris quelque coup, ou quelque cheute, ou a esté pressée de quelque maladie aiguë. Celsus traitant cette matière écrit ce qui s'ensuit: Quand, dit-il, une femme a conçu, et son fruit ja presque meur est mort, et ne peut sortir de soi-même, on y employe l'opération manuelle, que certe on peut conter entre les plus difficiles: parce qu'elle requiert une singulière prudence, et modération, et traine avec soi fort grand danger.

La nature de la matrice se connaît admirable en plusieurs choses, et en celle-ci aisément et clairement. Premièrement on couche la femme à la renverse en travers d'un lit, de manière qu'avec les cuisses elle se foule et presse les flancs. Par ce moyen le médecin, peut voir le bas du ventre, et l'enfant est poussé vers l'orifice de la matrice, laquelle après la mort du fruit, serre ledit orifice, toutefois s'entr'ouvrent quelque petit par intervalle. Le médecin usant de cette occasion, doit mettre dedans premièrement l'indice de la main droite engraissée, et le tenir là jusqu'à ce que l'orifice s'ouvre derechef, et lors y jeter un autre doigt, puis avec pareille occasion les autres, jusqu'à ce que toute la main puisse entrer dedans à quoi faire sert de beaucoup, que la matrice soit grande, ses nerfs robustes, l'habitude et disposition de tout le corps puissante, l'esprit résolu et asseuré, non principalement qu'aucune fois il y faut mettre les deux mains. Il importe aussi que le bas du ventre soit tenu ort chaud, et semblablement les extrémités du corps, et ne commencer point l'opération, quand l'inflammation y est ia survenue, ains comme la chose est encore récente et fraiche, y apporter le remède. Car si par l'inflammation la matrice et son col sont déjà devenus humides, on ne peut, qu'avec très grande peine, mettre la main dedans, ny tirer l'enfant, et survient ensuite une mortelle convulsion des nerfs, avec vomissement et tremblement.

Ayant jeté la main dans la matrice, et sur le corps de l'enfant mort, incontinent on sent comme il est posé et situé : car ou il est tourné la tête première, ou les pieds devant, ou il gît de travers, et néanmoins quasi toujours, de sorte que la main ou le pied se trouve pris. Le médecin doit tâcher de le redresser avec la main, et le réduire ou la tête première, ou les pieds, si de fortune il est situé autrement et quand on n'aurait autre moyen, lui prenant la main ou le pied, on lui redressera le corps. Car la main le tournera sur la tête, et le pied sur les pieds. Si la tête se rencontre la première, il faut jeter dans la matrice un crochet lisse et poli de tous côtés, qui ait la pointe courte, et l'attacher ou aux yeux, ou à la bouche aux oreilles, et quelquefois au front, puis tirant le crochet, amener l'enfant dehors : ce que toutes fois on ne doit attenter de faire en tout temps. Car si étant serré l'orifice de la matrice on essaye de le tirer, elle ne lui donnera pointe issue, et l'enfant se rompra, et la pointe du crochet tombera sur la matrice, dont aviendra convulsion et grand danger de mort. Quand donc la matrice est fermée, il n'y faut point toucher, quand elle est ouverte, il le faut tirer doucement, et avec cette occasion et opportunité le sortir petit à petit : il faut tenir et tirer le crochet de la main dextre, et l'enfant de la senestre, jetée dans la matrice, et d'icelle ensemble le redresser.

Aucune fois, il avient que l'enfant est enflé et tendu d'humidité

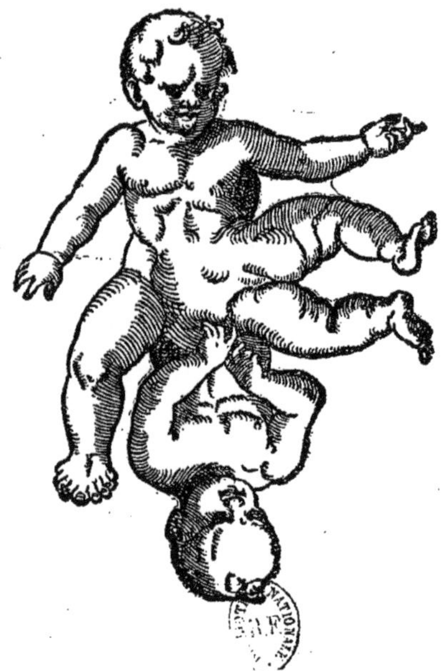

Monstres soudés par le siège d'après Rueff.

et que de son corps il flue une bouë sanieuse, d'odeur puante. Se trouvant ainsi, on lui pertuise le corps avec le doigt indice, à fin que l'humeur s'épande et qu'il se désenfle. *Ce fait il le faut amener doucement avec les mains.*

Car si on attache le crochet, *étant gâté et pourri* le corps, aisément il *échappera* et tombera sur la matrice. Nous avons dit ci-dessus quel danger provient de cela. Si l'enfant est tourné sur les pieds, il ne sera mal aisé de le tirer : car le prenant avec les mains, facilement et commodément on l'amène dehors. S'il est de travers, et n'a été possible de le dresser, il faut attacher le crochet à l'aisselle, et petit à petit l'attirer. Sous le crochet duquel on l'empogne, le col presque toujours se plie, se tournant la tête et le reste du corps en derrière. Le remède est de couper le col, afin d'emporter et sortir séparément les deux parts. Cela feist-on avec un crochet de figure semblable au précédent, lequel on fait tranchant par toute son intérieure courbure seulement. En ceci faut essayer de tirer la tête premièrement, puis le reste du corps, parce que sortant première la plus grande partie, la tête roulle dans la spaciosité vide de la matrice, et ne se peut avoir par après qu'avec extrême danger.

Néantmoins amenant cela, il faut couvrir le ventre de la femme d'un linge en double, et à son côté gauche faire demeurer et assister un homme robuste, stilé et pratique de ce faire, qui mette ses deux mains sur le bas du ventre de la patiente, pressant de l'une et de l'autre. Par ce moyen la tête de l'enfant sera poussée en l'orifice de la matrice, et se pourra tirer dehors avec le crochet, de même façon qu'avons dit ci-dessus. Si on trouve l'un des pieds près l'orifice de la matrice, étant l'autre retiré en derrière avec le reste du corps, petit à petit il faut couper ce qu'on a amené dehors ; et si les fesses bouchent l'orifice de la matrice, il les faut derechef pousser en arrière pour chercher le pied, et le jetter dehors. Autres difficultés se présentent encore, pour lesquelles ne pouvant tirer l'enfant entier, on le sort taillé en pièces. Ayant jeté l'enfant dehors, il faut que le médecin le baille à un serviteur, qui le soutienne avec les mains renversées contremont, pendant que le médecin de la main gauche tirera le nombril doucement pour ne le rompre, le suyvant et tastant de la dextre, jusques au lit ou arrière-faix de l'enfant qui le couvrait dans la matrice. Après avoir trouvé et pris le bout de l'arrière-faix, il faut avec la main séparer de la matrice toutes les petites veines, et membranes, ainsi doucement et gratieusement qu'a été dit, et tout cela amener dehors, avec le sang caillé, s'il en demeurait quelque morceau dans la matrice. Cette opération achevée, on serre et joint ensemble les cuisses de la femme. »

Voici d'autre part ce qu'il a écrit sur les hermaphrodites :

DES HERMAPHRODITES
(*Chap. LXIX*)

Le nom de cette maladie, qui est fort laide, vilaine et difforme à tous les deux sexes, est composée du vocable Ερμῆς, qui signifie Mercure, et 'Αφροδίτη, qui signifie Vénus. Il y en a quatre diffécences, comme dit Leonides, trois qui touchent aux hommes, et une qui touche aux femmes. Les hommes quelquefois ont la nature de la femme, velue, en l'entrefesson ; quelquefois au milieu de la bourse — sans toutefois rendre leur urine par icelle — des testicules : et la troisième différence est qu'aucuns de ces derniers pissent par la nature de la femme, qui est au milieu de la bourse. Aux femmes nous trouvons souvent au-dessus de la nature, et au bas du pénil, plantées les parties honteuses de l'homme, faites de trois pièces, l'une qui représente la verge, et deux qui représentent les génitifs. La troisième espèce qui se fait aux hommes, quand ils urinent par la nature de la femme, située au milieu de la bourse, est incurable. Les autres trois se guérissent, en extirpant les parties superflues, et gouvernant la plaie, comme se traitent les autres ulcères.

ANNOTATIONS

Avicenne fait une espèce d'Hermaphrodite, qui n'est la nature ni d'homme ni de femme, et une qui a la nature de tous deux; je ne puis entendre qu'elle soit la première, n'était qu'on imaginât un corps qui eût seulement un petit trou pour pisser au penil, sans apparence ni de verge, ni de génitifs, ni du couronnement d'une femme. Ce même auteur dit n'être croyable qu'aucun hermaphrodite fasse les œuvres de l'un et l'autre sexe, ce que disons agere et pati. Certes je cuide bien qu'il ne les peut exercer si parfaitement que s'il était vrai homme ou vraie femme, mais aucuns d'eux s'en efforcent, de sorte que par la justice quelquefois en sont repris, et que même on leur donne aucune fois le choix d'user et employer lequel sexe ils voudront. Quelques-uns pensent les femmes appelées Tribades par Cœlius Aurelianus, livre IV, chap. IX, des maladies diuturnes, être les femmes hermaphrodives qui abusent de la nature de l'homme. Plaute les nomme subigatrices: et Arnobius, frictrices. Les anciens ont aussi nommé les hermaphrodites — ἀνήρ, homme, γυνή, femme — Androgynes, comme si nous disions Hommefemmes. Ce mélange de sexes ne se trouve point seulement aux hommes et femmes; mais aussi aux bêtes brutes, comme Pline, chap. XII, livre II, récite des quatre juments hermaphrodites, nées au territoire de Trier, qui tiraient *la* coche de Nero. Aucuns, comme récite Gal, au commentaire de l'aphor. 43, livre V, ont follement et sottement cuidé que la nature des femmes surnaît bien aux hommes; mais non la nature des hommes aux femmes. Pline, chap. II, livre VII, dit en Afrique être une nation d'hommes, nommés Androgynes, qui couchent ensemble, exerçant alternativement acte de mâle et de femelle. Les chasseurs cuident *toutes* lièvres être hermaphrodites, et faire des petits. De vrai, j'en ai disséqué et anatomisé plusieurs, et en *toutes icelles* trouvé les marques des deux sexes, combien que plusieurs, voire excellents personnages aujourd'hui, estiment le contraire. La génération des hermaphrodites est contenue sous le genre des monstres. Aucuns cuident les monstres être faits — Galien, au livre des définitions — quand la matrice ne se trouve pas droite à recevoir la semence, ains décline et se contourne çà et là ; car la semence épandue en un réceptable inégal, produit les monstres, comme le plomb fondu, jeté en un moule inégal, fait la besogne inégale et monstrueuse; mais les monstres se font ou par abondante superfluité de la matière de laquelle notre corps est formé, comme les hermaphrodites; ou par faute et indigence d'icelle, comme les mutilations naturelles des lèvres ; ou par imbécilité de la vertu formatrice. Ces causes sont touchées et déclarées de Gal, au commentaire de l'aph. 2, livre VI, des épidémies. L'opération de notre auteur sur les hermaphrodites est fort claire et intelligible.

LA MANIÈRE DE TIRER ET DE COUPER LES ENFANTS QUI NE PEUVENT NAITRE
(*Chap. LXXIV*)

.... Si on trouve l'un des pieds près l'orifice de la matrice, étant l'autre retiré en derrière avec le reste du corps, petit à petit il faut couper ce qu'on a amené dehors ; et si les fesses bouchent l'orifice de la matrice, il les faut derechef pousser en arrière, pour chercher le pied et le jeter dehors. Autres difficultés se présentent encore, pour lesquelles ne pouvant tirer l'enfant entier, on le sort taillé en pièces. Ayant jeté l'enfant dehors, il faut que le médecin le baille à un serviteur qui le soutienne avec les mains renversées contremont, pendant que le médecin, de la main gauche, tirera le nombril doucement pour ne pas le rompre, le suivant et tâtant de la dextre, jusques au lit ou arrière-faix de l'enfant qui le couvrait dans la matrice. Après avoir trouvé et pris le bout de l'arrière-faix, il faut, avec la main, séparer de la matrice toutes les petites veines et membranes, ainsi doucement et gracieusement qu'a été dit ; et tout amener dehors, avec le sang caillé, s'il en demeurait quelque morceau dans la matrice. Cette opération achevée, on serre et joint ensemble (cela même conseille et ordonne Aspasia, souvent alléguée d'Aëce) les cuisses de la femme ; puis, on la couche en une chambre médiocrement chaude ou du tout il n'entre point d'air ni de vent, et (1) met-on sur le bas du ventre de l'accouchée, de la laine grasse trempée en vinaigre et huile rosat. Le reste de la curation se gouverne et poursuit comme aux inflammations et plaies des parties nerveuses. Les expérimentateurs assurent que la racine du cyclamen et l'herbe de l'agrimoine, attachées à la cuisse de celle qui travaille d'enfant, la délivrent soudain. Dioscoride écrit la pierre d'aigle portée au bras gauche pendant la *groisse*, préserver le fruit et garder que la mère ne s'affole; puis, sur l'heure de l'enfantement, si on la lie à la cuisse, que la femme se décharge plus heureusement, et soudainement. Pline, chap. VI, liv. VII, dit que les femmes ont plus de travail à enfanter, si elles prennent leur *aleine;* se gâtent, si au temps de la conception elles éternuent; et meurent, si à l'heure de l'enfantement, elles baillent. Le bailler, lors, montre une grande prostration et débilité de la vertu, laquelle est pernicieuse; l'éternuer fait violemment sortir la semence de l'homme, qui était conservée et retenue dans la matrice pour la génération de l'enfant; et non seulement la semence, mais aussi le fruit même, et son lit, à raison de quoi Albucasis ordonne les sternutatoires aux enfantements difficiles, et (2) Hippocrate, quand l'arrière-faix est demeuré. La rétention de l'*aleine*, que les Grecs nomment ὠνεύματος κατάληχιν aide beaucoup à l'expulsion des excréments et à l'enfantement. Voilà la raison de son dire. Albucasis dit, quand la femme porte plusieurs enfants, qu'ils sont tous couverts d'un arrière-faix et qu'ils sont séparés par une membrane seulement attachée au nombril de chacun d'iceux; mais je puis assurer, au contraire de son dire, avoir vu deux bessons enfants de monsieur Rondelet, mon maître, enveloppés chacun de son lit à part. Albucasis témoigne, qui est chose rare et quasi prodigieuse, avoir traité une dame qui étant *jà* mort un enfant dans sa matrice sans le rendre, conçut pour la seconde fois et

(1) Aspasia use d'injections faites de la décoction de malve, senegré et huile *chaud;* de ce même, fomente les reins et le penil, et puis applique sur ces parties la laine molle trempée en huile *chaud.*

(2) Aph. 49, lib. V.

mourut semblablement le second enfant sans le jeter dehors. Longtemps après, lui survint un apostème au nombril, qui perça et jeta matière, ne se pouvant fermer encore qu'on y appliquât les remèdes convenables. A cette cause y fut appelé et demandé, lors, Albucasis, qui mit sur l'ulcère un emplâtre fort attractif, par la vertu duquel les os des enfants morts furent amenés dehors l'un après l'autre, par grand intervalle de temps ; d'où la patiente fut guérie. J'en ai bien vu sortir par la nature des femmes, avec matière corrompue et puante, sans la mort d'icelles, mais non jamais par le nombril.

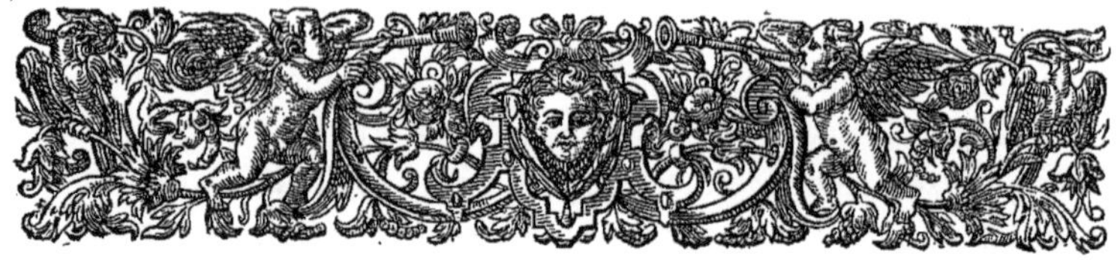

CHAPITRE IX

AMBROISE PARÉ

Ambroise Paré a eu sur l'obstétrique une influence rénovatrice en mettant en honneur la version podalique et en la vulgarisant. Les deux livres qu'il consacre à cette branche de la médecine constituent un véritable traité d'accouchement. Les symptômes rationnels de la grossesse sont fort bien décrits par lui et s'il ne parle pas du travail naturel réservé à la sage-femme il a rappelé avec compétence les soins à donner à l'enfant et la façon de choisir une bonne nourrice. Inutile de dire que son traitement de la dystocie est excellent pour l'époque. En définitive c'est par une meilleure description à la fois plus précise et plus pratique des choses qui se rapportent à l'obstétrique, bien plus que par de grandes innovations qu'Ambroise Paré a mérité sa réputation d'accoucheur, il s'est pris à deux fois différentes à écrire sur les accouchements ! D'abord dans un petit traité d'obstétrique, publié en 1551 à la suite de la briève collection anatomique, puis dans ses œuvres complètes dans le livre dit de la génération.

Comme le fait remarquer Raige Delorme, la *première manière* est d'autant plus importante à connaître qu'elle montre que Franco a été un plagiaire et que c'est à Paré que revient l'honneur d'avoir nettement indiqué en France la version podalique. Nous savons du reste déjà que cette version avait été oubliée en partie seulement, qu'Avicenne et Guy de Chauliac en parlent mais mal et nous avons dit ce qu'a écrit Rhodion sur ce point capital. Néanmoins c'est bien certainement Paré qui vulgarisa cette méthode dont on retrouve déjà les traces dans Celse. Voici le titre de l'ouvrage :

« *La manière d'extraire les enfants tant morts que vivants hors le ventre de la mère lorsque nature de soi ne peut venir à son effet.* » On voit tout de suite que l'on a devant les yeux quelque chose d'analogue aux traités anciens où la dystocie joue le plus grand rôle et tient le plus de place. C'est que les chirurgiens ne pratiquent encore que très peu d'accouchements, ceux-ci sont toujours le monopole exclusif des sages-femmes qui ne font appeler l'homme de l'art que lorsque leur routine est restée impuissante.

Ambroise Paré mentionne tout d'abord expressément qu'il a suivi ici la pratique de ses confrères Thiery et Nicole Lambert, barbiers chirurgiens du chef-d'œuvre de Paris. « Maintenant faut dire en brief la manière que nous avons observé plusieurs fois de Thierry Delery et Nicole Lambert, maîtres barbiers et chirurgiens en cette ville de Paris, touchant l'extraction des enfants tant morts que vivants hors le ventre de la mère. » D'après M. de Tornery ces praticiens jouissaient alors d'une grande réputation en obstétrique, et déjà peut-être pratiquaient-ils la version podalique, qu'ils avaient pu voir indiquée dans Rhodion et dans Celse.

Comme dans les auteurs anciens et contemporains, la distinction des accouchements en naturels et dystociques est clairement établie, témoin la phrase suivante : « Et pour venir à l'œuvre faut entendre qu'il y a deux manières d'enfantement : l'une naturelle et l'autre contre nature plus ou moins. La définition de l'accouchement naturel est à peu près la même que dans Rhodion : « la naturelle est quand les enfants viennent à terme, qui est au neuvième mois ou environ et sortent la tête la première. » Ainsi que cet auteur, Ambroise Paré ne *redoute point trop les accouchements par les pieds.* « Et celle qui approche plus du naturel est quand ils viennent après ou peu avant la fin du neuvième mois et sortent les pieds premiers. » Cette phrase montre aussi que l'auteur comme ses contemporains n'était pas fixé sur les délais absolus de la grossesse. — Ce qui suit est d'un hippocratisme irréprochable mais malheureusement absolument inexact. « Toutefois on voit aucunes femmes, qui accouchent au septième mois dont les enfants vivent, mais quant il advient sur le huitième leur vie est brève ou nulle, ce que l'expérience montre journellement. »

Les causes qui rendent l'accouchement dystocique sont certainement plus mal exposées que dans Rhodion : « Toutes les autres manières d'enfantements sont contre nature plus ou moins selon la diversité des figures. Car aucuns viennent en doubles, c'est à savoir le ventre le premier ou le dos, les autres le bras le premier, les autres les pieds. Aucune fois un bras ou un pied premier et aucune fois les mains et pieds ensemble. »

Suit la définition de l'avortement et de ses causes : « Et lorsque l'enfantement vient hors le terme par nature destiné, ne vivent point. Et tel enfantement est appelé abortif ou avortement, les causes duquel sont plusieurs comme grands flux de ventre, strangurie ou ardeur d'urine, avec grandes epreintes, grandes toux, vomissements violents, ou trop grand travail et agitation comme danser, et sauter. » Ainsi Ambroise Paré connaissait déjà 1° l'influence néfaste des vomissements et de la diarrhée incoercible, 2° les inflammations du petit bassin, 3° les résultats défavorables des secousses de quintes de toux opiniâtres, 4° l'avortement déterminé par l'effort. Mais il ne signale pas l'influence capitale que joue la prédisposition, l'influence de la syphilis cependant bien connue depuis le chirurgien barbier Thierry, celle des avortements antérieurs, celle provenant de la mauvaise santé de la mère qu'avaient cependant nettement signalées les anciens et dont il parlera dans son traité de la génération. Les traumatismes par contre sont indiqués, mais tout le monde les connaissait et on s'en servait couramment dans un but criminel, ainsi que des médicaments abortifs.

« Aussi coups et chutes spécialement faits contre le ventre de la mère, ou forte compression faite par les buscs ou autres choses lesquelles compriment le ventre. »

Par contre *l'influence des hémorrhagies* dans le cours de la grossesse est bien appréciée : « Et pour pareilles causes celles qui ont un grand flux de sang par le nez ou des menstrues, spécialement après le premier ou quatrième mois de leur grossesse, le plus souvent avortent. Ambroise Paré a signalé aussi les inconvénients des bains chauds et des bains de vapeur « à cause qu'ils mollifient, lubréfient et relaxent les cotylédons, fibres et liaisons du cordon ». L'explication est fausse, il n'a pas vu ce qu'il fallait y voir, c'est-à-dire un excitant des contractions utérines, mais le fait est vrai au moins dans quelques cas, bien que Pinard ait montré que les injections elles-mêmes d'eau chaude sont en général impuissantes à provoquer l'accouchement. Amboise Paré croit aussi que l'enfant dont on s'exagérait beaucoup l'effet utile dans le travail « sentant icelle chaleur étrange, ne la peut tolérer ni souffrir » et cherche à s'échapper.

Ambroise Paré signale à peu près dans les mêmes termes que Rhodion les douleurs prémunitoires du travail : « Les signes de brief enfanter aux femmes sont qu'elles sentent douleurs au-dessous de l'ombilic et aux aines, et est la douleur communiquée aux vertèbres des lombes et l'os pubis, spécialement alors que les ligaments desdits os se relaxent, dépriment et séparent tant à l'os pubis qu'à l'os sacrum. » Nous ferons remarquer à propos de ce relâchement des symphises sur lequel insistera Pineau que Dulaurens s'inspirant des Italiens avait vulgarisé sa connaissance en France en y insistant dans son gros traité d'anatomie.

Ambroise Paré signale aussi la tuméfaction plus accentuée des parties génitales et les glaires préparatoires du travail. « Aussi les cuisses et toutes leurs parties intimales se tuméfient et leur font mal. Et en outre leur survient un tremblement universel tel qu'il se fait au commencement des accès de fièvre. Et outre leur face rougit et leurs menstrues et aquosités coulent. »

Il faut absolument attendre ces signes pour faire pousser la femme, qui peut être trompée comme tout le monde le savait par expérience comme aujourd'hui par de fausses douleurs.

« Et note aussi qu'on doit bien céler de mettre la femme aux peines du travail, devant que les signes susdits précèdent, car devant iceux le travail est fait en vain. » Pas un mot sur le signe capital de la *dilatation du col* qui ne sera signalée que bien plus tard.

Ambroise Paré fait ressortir de la façon suivante l'influence défavorable d'un tempérament débile. « L'enfantement est fort difficile et souventes fois impossible quand la mère est débile et faible, à cause que la vertu expulsive ne peut faire son devoir à jeter ledit enfant. »

Notre auteur sait aussi que la rupture prématurée des membranes est d'un mauvais pronostic : « c'est chose périlleuse quand l'enfant ne sort subit, après que les aquosités sont vacues. » Comme Rhodion Ambroise Paré attribue les résultats défavorables à la sécheresse des parties maternelles et non au rôle mécanique de la poche des eaux qu'il ignorait du reste avec ses contemporains.

Comme eux il craint les accouchements gémellaires, enfin il signale comme cause de dystocie pendant l'accouchement les monstruosités fœtales.

Signes de la mort de l'enfant. — Ambroise Paré ne connaissant comme ses contemporains ni l'auscultation fœtale, ni la disparition du ballotement, ni les signes souvent si précis quand on a procédé à un examen antérieur que peut donner la palpation, il est réduit en fait à la notion de la disparition des mouvements actifs, au flétrissement des mamelles et aux signes rationnels tirés de la santé de la mère et dont les anciens avaient singulièrement exagéré l'importance. Qu'on en juge plutôt.

« On peut savoir si ledit enfant est vivant ou mort dans le ventre de la mère, par les signes qui s'ensuivent.

« Et premièrement faut savoir si l'enfant ne remue plus, ce qu'on saura tant par l'interrogation de la mère, qu'en posant la main sur son ventre. *Et aussi peut-on avoir conjecture quand les eaux* auraient été depuis longtemps évacuées hors la matrice. Davantage la mère sent plus grande pesanteur de son enfant que d'habitude, et la raison de c'est que l'esprit n'y est plus et n'est plus régi par les facultés naturelles. En outre plus quand ladite mère se tourne çà et là l'enfant tombe sur la partie déclive comme une masse en pierre (c'est l'utérus qui tombe sur le fœtus). Aussi ladite mère est fort serrée et tourmentée de graves douleurs vers son ombilic et parties génitales, et à vouloir uriner et asseller mais en vain. Aussi en posant la main sur ledit ombilic et parties génitales, on les sent aucunement refroidies, point que ladite mère sent aussi froideur en sa matrice. Et telle chose se fait pour l'extinction et abolition de la chaleur vitale dudit enfant. *Davantage* il suit que *certaines humidités et autres excréments* FORT FÉTIDES *hors la matrice.* Et l'haleine de ladite mère est aussi fort fétide et puante. Ce qui se fait volontiers au premier et deuxième jour après que l'enfant est mort. Et tombe souvent ladite mère en syncope au commencement. Telle chose se fait des vapeurs ou fumées pétrifiées et corrompues qui s'élèvent de l'enfant mort. »

Ambroise Paré savait empiriquement ce fait important que la putréfaction s'opère parfois très rapidement dans la matrice. Nous savons en effet que les germes apportés par l'air rencontrent les deux grandes conditions de leur développement, chaleur et humidité. Du temps de Paré on ignorait cela, mais on savait le fait par expérience si on en ignorait l'explication.

« Et notez que l'enfant mort étant en la matrice se corromp plus en un demi-jour qu'il ne ferait en deux ou plus s'il était hors la matrice. » Quand l'enfant est mort, il ne s'échappera plus et comme on méconnaissait le rôle actif de la matrice on croyait devoir intervenir. Encore ne fallait-il pas s'exposer à voir la femme mourir dans vos bras.

Voici ce qui permet de besogner. « Toutefois on connaîtra si on peut besogner sans danger de la mort, qui se fera en considérant les forces et vertus de la femme, en tâtant son pouls, savoir s'il est débile ou grandement changé contre le naturel aussi savoir si les cinq sens de nature extérieure et intérieure font bien leur action

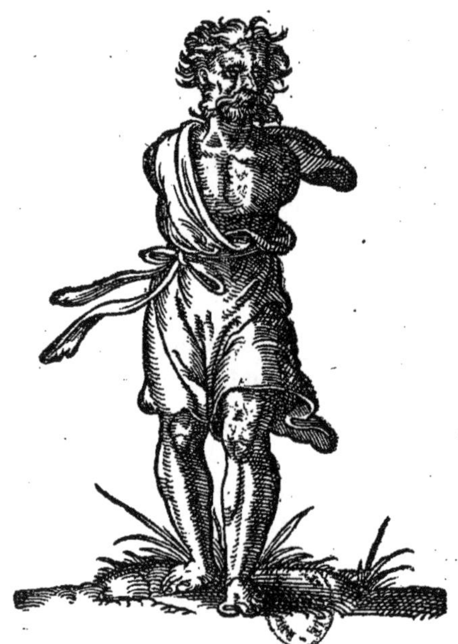

Monstres phocomèles d'après Rueff.

comme si elle parle, goutte, odore, oït, voit, entend, ratiocine et memore bien, et se tourne et se meut sans grande difficulté. En outre faut contempler la face, comme Hippocrate nous enseigne en ses présages, c'est à savoir si elle est grandement changée du naturel comme si elle est noire, humide ou plombeuse, le nez et les narines aiguës, exténuées, les yeux concaves, les tempes décharnées, les oreilles froides, retirées et comme renversées. En outre si elle a les pieds et mains froides et sueur froide et qu'elle tombe facilement en syncope et évanouissement. Et à tels signes apparaissent présage et pronostic de la mort très prochaine. C'est pourquoi la faut laisser à nature et recommander à Dieu. »

Dans le cas contraire on mettra la femme dans la situation obstétricale ; on liera les jambes de la femme comme dans l'opération de la taille ou la dissection du périnée, c'est-à-dire les jambes sur les fesses avec une longue bande. Les cuisses seront tenues ainsi que les aisselles par des aides. On introduit ensuite la main dans la matrice et on reconnaît la présentation. *La version* est nettement indiquée. « Et posé qu'il fut tourné selon nature, ayant la tête au commencement avant de l'extraire par art, faut doucement le reposer autrement et chercher les pieds et les tirer au commencement, ce faisant tourneras facilement l'enfant. » Il tirait d'abord un pied en dehors pour le lier, le remettait dans le vagin, puis liait l'autre pied, tu tires ensuite sur les deux liens « et quand tu auras ainsi attiré les pieds hors la matrice, les tireras également tant d'un côté que de l'autre peu à peu et sans violence, tant que possible le sera. » Non seulement on recommandait à la mère d'aider par ses efforts, mais on ne se gênait pas pour lui « souffler dedans les nasaux poudre sternutatoire, afin de stimuler la vertu expulsive à jeter hors l'enfant. » Ce n'est qu'au XVIIe siècle, grâce aux efforts de Mauriceau et surtout de Peu, que l'on rejettera ces dangereuses manœuvres. Ambroise Paré coupait parfois le bras en procidence mais seulement « quand les obstétrices matrones se disant sages-femmes s'étaient efforcé de le vouloir tirer par l'un des bras ayant de cause de faire gangrène et mortification dudit bras et par conséquent de faire mourir l'enfant, en sorte que l'on ne pouvait remettre le bras dans la matrice, par la grande tumeur tant des parties génitales de la mère que du bras de l'enfant. Donc de nécessité il fallait couper et séparer et du tout amputer. »

La *craniotomie* est également indiquée par la phrase suivante : « Et aussi si la tête était si grosse, qu'elle ne pût passer, la faudrait écraser et extraire le crâne et le cerveau avec instruments propres que déclarerons et figurerons aidant Dieu, en notre pratique. »

Mais le chirurgien n'était pas toujours appelé pour un travail difficile : La rétention du délivre dans la cavité utérine était pour le moins une cause aussi fréquente de se rendre auprès des parturientes.

DE LA RETENTION DU DÉLIVRE

Voici les causes de cet accident, dont les accoucheurs de cette époque ne méconnaissent pas l'importance, telles qu'on les trouve exposées dans le premier ouvrage d'Ambroise Paré. On verra que notre auteur a nettement entrevu l'importance de l'avortement dans l'étiologie de la rétention du délivre.

« Et s'il advenait que le chorion ou arrière-faix demeurât dans la matrice après l'enfantement qui se fait pour plusieurs causes, comme par l'imbécillité de la vertu de la femme : à cause qu'elle est ou a été agitée et travaillée de douleurs très grandes, pendant le travail de son enfantement et que la matrice et le col d'icelle, et autres parties génitales se sont si fort tuméfiées et enflées par les longs labeurs et douleurs ; au moyen de quoi l'issue se clot et est fermée en sorte que ledit chorion ne peut être expulsé ni jeté dehors. Davantage peut demeurer parce qu'il est entortillé ou reployé dans ladite matrice ou parce qu'il est demeuré à sec à cause que les eaux ont été évacuées plutôt qu'il n'était besoin, par quoi les voies ne sont lubréfiées, glissantes ou coulantes, ou à raison aussi que ledit arrière-faix est encore adhérent, lié et attaché contre la matrice, par la lésion des veines et artères nommées ci-devant cotylédones ou ucétalles, ce qui se fait volontiers aux femmes qui avortent ou n'accouchent à terme. » Et Ambroise Paré dit qu'il en est du chorion comme des fruits et des feuilles qui ne sont pas à terme et qui « plus difficilement tombent que ceux qui sont du tout mûrs. » Or comme il le dit expressément la corruption de ce placenta retenu dans l'utérus va faire courir de grands dangers à la femme en l'empoisonnant littéralement. « Et là où il ne se séparerait de soi-même et demeurât dans la matrice, serait la cause qu'il surviendrait plusieurs accidents à la mère, comme suffocation de la matrice, ne pouvant inspirer ni expirer son air, esprit ou haleine, au moyen de la putréfaction qui se fait en peu de temps dans ledit chorion comme avons déclaré de l'enfant mort dedans le ventre de sa mère, pource qu'il s'élève vapeurs ou fumées putréfiées et corrompues, qui montent au cœur et au cerveau, par quoi ladite mère tombe souvent en syncope ou évanouissement, dont souvent est suffoquée et rend l'esprit. » Que faut-il faire dans ce cas ? Nous avons dit plus haut quelles étaient les pratiques déplorables des sages-femmes en cette occurrence. Ambroise Paré y fait ainsi brièvement allusion sans y insister, car ces manœuvres ont été déjà accomplies quand on appelle le chirurgien. « Pourquoi faut-il subvenir à tels périls le mieux qu'il sera possible par les choses prédites en général à l'expulsion de l'enfant. » La façon de procéder au décollement du délivre indiquée par notre auteur est à peu près la même qu'actuellement : qu'on en juge plutôt. « Et là où telles choses ne profiteraient faudrait opérer et besogner de la main en situant la femme comme qui voudrait tirer l'enfant, et poussant la main doucement dedans la matrice et suivre la matrice que les matrones appellent petit boyau et prendre ledit chorion et le tirer hors et entier s'il est possible. Et là où il serait encore adhérent et attaché par la traction desdits veines et artères contre la matrice, il faudrait déprimer et séparer sans violence avec les doigts nécessairement et l'extraire hors pour obvier et éviter les accidents prédits. »

On évitera ainsi les flux de sang mortels et autres choses « que je délaisse pour le présent à cause de brièveté. »

Le traité finit par l'opération césarienne post mortem bien connue des médecins et mise en pratique dès la période gréco-romaine. La nécessité du baptême pour l'enfant en faisait une obligation morale pour le médecin qui était souvent sommé par la famille ou le prêtre de l'effectuer.

***

LE XVIIIe LIVRE, TRAITANT DE LA GÉNÉRATION DE L'HOMME RECUEILLI DES ANCIENS ET DES MODERNES

Ambroise Paré dans ce traité se montre beaucoup plus complet que dans le précédent travail qui n'était à proprement parler pas autre chose qu'un *aide mémoire* pour l'accoucheur embarrassé. Il y développe non seulement l'étude du travail et de la délivrance, mais encore celle de la grossesse et de ses maladies et il décrit en outre les suites de couche C'est donc un véritable traité d'accouchement qu'a composé Ambroise Paré. On y trouve beaucoup d'érudition et Malgaigne y voit une preuve que notre auteur s'était fait aider dans ses recherches. « Je dois dire toutefois par avance que pour ces deux livres surtout, il me paraît avoir eu besoin de recourir sinon à une rédaction étrangère, du moins à des recherches préliminaires faites par des hommes plus érudits qu'il ne pouvait l'être, attendu les nombreuses citations d'ouvrages, qui n'avaient point été alors et dont quelques-uns ne sont même pas encore traduits en français. »

Les débuts de cet ouvrage surla nature de la semence sont textuellement empruntés à la collection hippocratique et à Galien. Ainsi la semence est décrite comme une humeur pleine d'esprit vivifiant qui la fait bouillonner et accroître en la matrice, et sont lesdites semences la matière et forme naturelle de l'enfant, fait du sang le plus pur de la masse sanguine. » Voici les qualités qu'elle doit avoir : « icelle semence doit être blanche, splendide et claire glutineuse, et d'odeur de sureau ou de palme et *appetée des mouches*, descendante au fond de l'eau, car si elle nage dessus elle sera inféconde. » Il admet comme la plupart que la semence vient surtout du cerveau et de la moelle, cependant il ne rejette pas l'idée ancienne que toutes les parties de l'organisme contribuent à former le sperme, ce qui explique la forme qu'il prend : « or la plus grande partie d'icelle vient du cerveau, mais le total procède de tout le corps universel et de chacune partie tant solide que molle. » Un passage assez scabreux décrit le plaisir que hommes et femmes éprouvent dans l'acte du coït et l'explication de ce plaisir dans l'acrimonie d'une humeur « semblable à la semence, mais plus liquide et plus subtile, contenue dedans les prostates. » Elle produit une action « aiguillonnante avec un petit prurit et démangeaison, qui incite les parties à faire leur action en donnant volupté et plaisir parce qu'elle est accompagnée de grande quantité des parties qui s'échauffent et désirent sortir hors ; et pour exemple, comme lorsqu'il y a en une partie de notre corps quelques humeurs aigres ou âcres, accumulées sur le cuir, qui chatouillent et démangent invitent à se gratter et en se grattant on a un grand plaisir. » Il admet aussi les idées hippocratiques sur la formation des sexes : « Il est certain que la semence plus chaude et plus sèche engendre le mâle, et la plus froide et plus humide la femelle, car il y a beaucoup moins de vertus au froid qu'au chaud. » Si la semence du père l'emporte il y a un garçon, une fille dans le cas contraire. Les enfants, dit-il, ressemblent au père et à la mère, ou bien aux grands parents. Ils héritent non seulement des qualités physiques ou morales des procréateurs, mais encore de leurs aptitudes morbides. L'imagination de la mère et du père au moment des rapports ont également de l'importance et à ce sujet on trouve dans Ambroise Paré le curieux passage suivant :

« Plutarque au livre intitulé « pourquoi la justice divine diffère quelquefois la punition des maléfices », dit qu'Hésiode conseille de n'engendrer point d'enfants quand l'on a été aux obsèques et funérailles des trépassés, mais bien après avoir été en quelque magnifique banquet et comédies joyeuses, car combien que la semence et géniture reçoive non seulement la bonté ou malice de sa matière, mais aussi elle transforme la joie, la tristesse et semblables affections en la procréation des enfants, les faisant gais, joyeux, et gaillards ou mélancoliques, selon la disposition de la semence et de la vertu imaginative.

Un autre chapitre est consacré « à la manière d'habiter et faire génération ». Avec la liberté d'un savant et d'un homme du XVIe siècle, il ne craint pas d'entrer dans les détails. Ambroise Paré conseille les fomentations chaudes des parties génitales à la femme qui veut avoir des enfants. « Elle mettra pareillement dedans le col de sa matrice un peu de max et civelle. » La femme après la projection de la semence doit se tenir coi et croiser et joindre les cuisses et jambes, les tenant doucement rehaussées de peur que par le mouvement et situation déclive de l'amary, la semence ne s'écoule dehors, pour lesquelles mêmes raisons il ne faut qu'elle parle, ni tousse, ni éternue. » Le chapitre VI (comment la matrice se resserre sitôt que la semence y est jetée et retenue) et les suivants jusqu'au XIIIe sont empruntés à la description laissée par Hipprocate et surtout Galien.

Voici ce qu'il dit sur l'ouraque : « Aucuns de nos devanciers ont écrit qu'au nombril il y avait cinq vaisseaux, à savoir deux veines, artères et le conduit appelé urachus ; mais quant à moi jamais je n'en ai su trouver que trois à savoir : la veine ombilicale qui est fort ample, de telle sorte qu'on y mettait aisément le fer d'une aiguillette et deux artères lesquelles ne sont si grosses à beaucoup près. » On y trouve aussi la théorie des trois ampoules qui suivant lui forment l'œuf et l'embryon et qu'il a exposée tout au long dans son anatomie.

Dans le chapitre v intitulé « *les signes que la femme aura conçu et est grosse d'enfants* », Ambroise Paré s'est inspiré aussi des anciens, mais il a insisté sur la tendance au sommeil et à la syncope, sur les modifications des mamelles, les maux de dents, les nausées, les vomissements, les douleurs de reins, les pesanteurs au bas ventre qui ont certainement de la valeur au moins relativement. Il a signalé aussi les changements des forces de la femme, notamment l'amaigrissment des traits, il n'a pas oublié les modifications de la vulve, « les parties génitales se tuméfient. » Et à ce propos il décrit très nettement les varices des femmes enceintes. « Item toutes les veines de son corps sont fort pleines de sang, principalement celles des cuisses et des jambes et autour de leur nature et sont trouvées souvent variqueuses, dilatées et entortillées. » Du reste voici ce passage : « Les signes par lesquels la femme sera assurée d'avoir conçu sont premièrement, si elle a eu autrefois enfants, elle prendra garde quand la semence ne lui sera point sortie de sa matrice après la copulation, car si elle est retenue, elle sera assurée d'avoir conçu. Pareillement elle sent quand les semences sont jointes un petit frisson et horripilation ou frissonnement en tout le corps, et telle chose se fait à cause que la matrice se comprime, et son orifice se clot pour retenir les semences, ainsi que parfois nous sentons à la fin qu'avons pissé, que se fait par la contraction de la vessie, à cause de l'air qui subit s'introduit pour remplir aucunement ce qui est vide. Aussi si elle a senti quelques petites douleurs, autour du nombril et petit ventre ; si elle est fort endormie et si la compagnie de l'homme ne lui plaît comme auparavant. Si sa face est décolorée entre blanche et pâle, c'est signe de conception. Aucunes quelque temps après la conception ont des tavelures à la face, les yeux enfoncés et le blanc d'iceux livide. Autres ont douleur de tête, avec un vertigo, leur semblant que tout tourne dessus dessous pour la conturbation des esprits animaux causes des vapeurs qui s'élèvent au chef du sang menstruel retenu. Et le terme de ses fleurs revenu, au lieu de les avoir, ses tetons s'endurcissent et lui cuisent à raison du sang qui les distend et amplifie. Adonc peut être assurée d'être grosse d'enfant. Joint que sur les trois mois ou quatre le mouvement de l'enfant les rend certaines et assurées. Et lorsque l'enfant est jà parfait et commence à se mouvoir le lait sort des mamelles.

Autres sont rechignées mélancholiques et déplaisantes à elles-mêmes, tant parce que les esprits sont obscurcis de vapeurs suscitées de bas en haut, que pour le fardeau non accoutumé dont tout le corps est apesanti. Aucunes ont *mal aux dents*, défaillance de cœur, appétit dépravé avec nausées dit des anciens pica, faisant qu'elles dédaignent les bonnes viandes, et quelquefois appetent choses contre nature, comme charbon, terre, cendres, vieux harengs pourris, fruits verts et âpres, pourures et autres épiceries, boire vinaigre et autres semblables, le tout selon qualité et saveur des humeurs qui regorgent de l'amary au ventricule. Or quelquefois tel appétit dépravé dure jusque la femme aye enfanté et aussi souvent cesse lorsque l'enfant est plus grand qui consomme tout le superflu tant bon que mauvais. Les menstrues sont supprimées pendant la grossesse parce qu'elles servent par leur portion la plus pure à alimenter le fœtus et la seconde qui est moins pure est envoyée aux mamelles de la femme à faire le lait pour la nourriture de l'enfant quand il est né. La troisième qui est moins pure que les deux autres demeure en la matrice faisant ce qu'on appelle le geste ou arrière-faix servant de lit et coussin, attendu que dans icelui l'enfant nage et y est supporté puis jeté devant et après l'enfantement. »

Autres ont grande douleur aux reins et aux aines et par intervalle sentent tranchée au ventre. Item sur les veines de la poitrine et celles qui sont sur les mamelles sont plus enflées que de coutume, même les mamelles s'enflent et durcissent dès le second mois et leur cuisent un peu en raison du sang qui monte. Aussi leurs papilles et mamelons deviennent rougeâtres ou noirâtres avec petits tubercules semblables à poireaux, tout le corps s'apesantit, le ventre s'enfle parce que l'enfant prend croissance, partout les côtes et lombes se dilatent; et par succession de temps rendent du lait qui est quand l'enfant est à parfait achevé et commence à se mouvoir. Et lorsqu'ils sont sur les derniers mois, sentent grande pesanteur aux hanches, la face maigrit, les yeux, le nez, la bouche aggrandissent et ses parties génitales se tuméfient. Item toutes les veines de son corps sont fort pleines de sang, principalement celles des cuisses et des jambes et autour de leur nature et sont trouvées souvent variqueuses, dilatées et entortillées.

SITUATION DE L'ENFANT AU VENTRE DE LA MÈRE

Comme le fait remarquer avec juste raison Malgaigne, ce chapitre est une assez mauvaise copie des passages que Rœsslin et Rueff ont consacrés à cette question, aussi y insisterons-nous peu.

Ambroise Paré a soin du reste de nous avertir qu'il ne regarde point le problème comme tranché, car voici comment il débute : « On ne peut bien décrire la vraie situation de l'enfant au ventre de sa mère, car véritablement je l'ai trouvée diverse tant aux femmes mortes qu'aux vives. Aux mortes en les disséquant promptement après qu'elles avaient jeté le dernier soupir ; aux vives, lorsque j'ai été appelé pour les délivrer, nature ne pouvant faire son devoir : ayant la main en leur matrice trouvais quelquefois la tête de l'enfant en bas, autrefois en haut et les pieds premiers, autrefois les fesses, autrefois les mains et les pieds ensemble. » Une série de figures éclaircissent les différentes présentations qui peuvent survenir, le texte est très bref. Il y a une gravure assez intéressante, celle de deux jumeaux séparés par une cloison médiane et se présentant l'un par la tête, l'autre par les pieds ; quand l'enfant est très petit Ambroise Paré l'a trouvé roulé en boule et dans l'attitude suivante :

« Aux femmes mortes, lorsque l'enfant était encore fort petit, l'ai trouvé en figure ronde ayant la tête sur les genoux et les deux mains par dessous, et les talons contre les fesses, qui semble être la plus vraie et la plus naturelle situation de l'enfant. »

Mais cette présentation n'est point constante. « Je proteste en avoir trouvé un (ayant ouvert la mère promptement étant décédée) situé de son long la face vers le ciel et encore vivant ayant les mains jointes. Et partant nul ne peut donner règle certaine de la situation d'enfants aux ventres de leurs mères.

TEMPS DE L'ACCOUCHEMENT

Sur la *durée de la grossesse*, Ambroise Paré n'a pas d'autres idées que les anciens, c'est dire qu'il admet la grossesse de sept et de neuf mois et qu'il croit par contre que le fœtus à huit mois ne naît pas viable, et en voici les raisons : « Marte Nicole du Haut-Pas, en son livre de la contemplation de la nature humaine, dit que la raison ne se doit rapporter à l'astrologie qui tient que le huitième mois n'est critique comme le septième, ou le neuvième, et que le huitième est attribué à Saturne, ennemi des vies et naissances, et s'ils vivent seront tout le cours de leur vie valétudinaires. Les enfants qui naissent au huitième mois ne vivent guère et sont appelés génitures de la lune, pour ce que la lune est planette froide et par sa grande froideur presse le fruit, de façon qu'en bref il meurt. » La meilleure raison serait cependant suivant Ambroise Paré, que si l'enfant ne sort pas au septième mois est qu'il est faible et débile : s'il reste deux ou trois mois, il a le temps de se fortifier; il ne le peut pas s'il sort le huitième mois, il reste donc avec des forces insuffisantes qui ne lui permettent pas de lutter pour l'existence. Du reste, Ambroise Paré n'est pas plus fixé sur la durée de la grossesse que sur l'attitude du fœtus. « Tous animaux ont certains temps limites de charger et porter leurs petits, mais l'homme seul n'a aucun temps ni terme préfix, ains vient au monde en tout temps. Ainsi les uns naissent à sept mois, les autres à neuf qui est le plus commun, les autres à dix, voire au commencement du onzième. Massærius dit Lucius Pappius, condamna par arrêt un substitué sur le rapport de la mère du posthume institué héritier, qu'elle disait avoir porté treize mois après la mort du testateur et partant il n'y a aucun terme certain et défini à porter les enfants.

LES SIGNES A LA FEMME DE BIENTOT ENFANTER

Ce chapitre est également une reproduction abrégée du chapitre correspondant de Rœsslin ; on y trouve même la figure du siège obstétrical que renferme l'ouvrage de ce dernier. Voici l'attitude que prenaient les femmes du temps de notre auteur. « Et si tels signes se montrent soit assuré qu'en bref la femme accouchera, et partant qu'on lui prépare tout ce qu'elle aura besoin pour telle affaire et principalement à la bien situer en un lit en figure moyenne, à savoir non du tout à la renverse, ni assise, mais aucunement le dos élevé, afin qu'elle puisse mieux respirer et avoir force de mettre l'enfant hors. Davantage faut qu'elle ait les jambes courbées, et les talons vers les fesses et les cuisses écartées l'une de l'autre et qu'elle s'appuie sur une bûche de bois posée en travers de son lit, ayant un peu les fesses élevées. Aucunes accouchent debout étant appuyées des bras sur le bord du lit ou d'un banc, autres en une chaise propre à cela » et à ce sujet, Ambroise Paré nous décrit le siège de Rhodion qu'il approuve parce qu'il permet à la femme de respirer librement et qu'il permet l'écartement facile des symphises en laissant pleine liberté aux os du bassin. Mêmes onctions que celles recommandées par Rhodion et dans le même but, celui de faciliter le glissement du fœtus à travers les voies maternelles. Comme dans son premier traité d'accouchement, il recommande les sternutatoires quand le travail se ralentit.

Ambroise Paré croit comme les sages-femmes que l'enfant né coiffé est d'un pronostic heureux. « Véritablement je suis d'avec elles et encore le dis davantage que la mère est aussi bien heureuse à cause que l'enfant est sorti assez librement, mais quand l'enfantement est laborieux, ils n'apportent jamais cette membrane sur la tête car elle est arrêtée au passage, ainsi qu'une couleuvre voulant laisser sa peau, passe par un lieu étroit pour être dépouillée. »

Immédiatement après Ambroise Paré après avoir passé complètement sous silence le travail naturel indique ce qu'il faut faire à l'enfant subit qu'il est né. « Premièrement étant sorti du ventre de la mère, le sage femme subit tire l'arrière-faix, s'il lui est possible, et s'il est besoin mettra sa main dans la matrice de la femme pour l'extraire et mettre hors, autrement sortirait après avec grande difficulté parce que la matrice et toutes les autres parties se resserrent incontinent que l'enfant en est hors. » Comme on le voit Ambroise Paré est un interventionniste déterminé. Ce n'est que vers la fin du XVIIe siècle qu'il se produira une réaction contre cette coutume.

Voici les prétextes qu'il donne sur la ligature du cordon, « la ligature ne doit être trop serrée, de peur que la partie qui est entre la ligature ne tombe plutôt qu'il est besoin, ne aussi luy lâche de peur que le sang lui flue des vaisseaux ombilicaux, aussi que l'on ne rentre dans le ventre de l'enfant. Et après être lié il doit être coupé deux doigts au-dessous de la ligature, avec un rasoir ou ciseau bien tranchant, et puis appliqué dessus un linge en double trempé en huile rosat ou d'amandes douces, pour seder la douleur, d'après cela au bout de quelques jours ce qui est coupé tombera avec la ligature. » Cette ligature contrairement à la pratique actuelle et à celle de certaines sages-femmes de l'époque, il faut la pratiquer après l'extraction de l'arrière-faix qui s'opérait immédiatement du reste après l'expulsion du fœtus ainsi que nous l'avons vu plus haut. « Plusieurs matrones coupent incontinent le nombril après l'avoir lié, sans attendre que l'arrière-faix soit hors, mais celles qui entendent mieux ces choses diffèrent jusqu'à ce qu'elles aient tiré ledit arrière-faix hors la matrice. »

Les frictions actuelles à la vaseline étaient remplacées alors par celles à l'huile rosat ou de myrtiles, « pour lui ôter la crasse ou excrémens qu'il apporte dedans son cuir. » Ambroise Paré signale aussi les bains mêlés à du son pur ou additionné de macérations aromatiques. Il recommandait aussi une sorte de massage des membres pour résoudre les meurtrissures subies au moment du travail « et afin de chasser quelque humeur superflue qui pourrait être en ses jointures. On examinera aussi soigneusement si les orifices naturels (vagin, verge, anus) sont régulièrement conformés. Et à ce propos est citée une opération d'imperforation de l'anus par Antoine Benevini qui fut suivie de succès. Le cephalematome est assez clairement désigné. Il faut inciser avec une lancette. L'épispadias, l'hyposadias, les doigts surnuméraires sont clairement décrits avec leur mode de traitement. Ambroise Paré parle aussi des *angiomes* qu'il étudie sous le nom de Seing et qui peuvent imiter des taches de vins et des objets naturels. Il croit à l'influence de l'imagination de la mère tout en disant que c'est difficile à croire. « Aucunes de ces tâches sont curables, les autres, principalement celles qui sont fort grandes, celles qui forment des petites tumeurs pédiculées seront enlevées par la ligature du pédicule. »

DE LA MANIÈRE D'EXTRAIRE L'ARRIÈRE-FAIX APRÈS L'ENFANTEMENT

Ambroise Paré commence d'abord par définir l'arrière-faix : « l'arrière-faix est ainsi appelé en vulgaire parce qu'il vient après l'enfant et qu'il est un autre faix à la femme; des autres est appelé le lit, parce que l'enfant y est couché, enveloppé et y demeure, des autres la délivrance, parce qu'étant dehors la femme est entièrement délivrée. » A ce sujet et à propos des accouchements gémellaires, l'auteur fait l'importante remarque qui suit : « Autant qu'il y a d'enfants autant il y aura d'arrière-faix séparés l'un de l'autre, chose aux matrones digne de le bien noter. » Lorsque les efforts de la femme, les sternutatoires sont devenus insuffisants, il faut revenir à l'extraction artificielle sur laquelle nous n'insisterons pas n'y voyant pas de différences essentielles avec la description qu'il a donnée dans son « traité d'accouchement. »

Purgation de l'enfant nouveau-né. — Afin de faire vomir l'enfant, chose regardée comme essentielle par toutes les matrones de l'époque, on donnait à l'enfant un petit purgatif tel qu'une cuillerée de sirop laxatif, de thériaque ou de miel, ou une cuillerée d'huile d'amandes douces. Ambroise Paré recommande aussi cette manœuvre de peur que ces superfluités n'étant pas évacuées ne causent des tranchées à l'enfant.

Choix d'une bonne nourrice. — La femme ne doit pas allaiter les premiers jours un enfant parce que son lait est mauvais et caillé ; « il faut attendre qu'il soit bien purgé de ses vidanges », et à ce propos, il ne faut pas oublier que ces préjugés s'expliquaient par le fait qu'on attribuait la sécrétion lactée au détournement des menstrues du côté de l'utérus. En ne suivant pas ce précepte, on expose l'enfant à « quelque grande maladie, comme tranchées, épilepsie, apostème et autres indispositions. » Les multipares sont d'excellentes nourrices « car les mamelles qui ont été pleines ont les veines et artères plus grosses et plus dilatées », partant contiendront du lait davantage. Quant à l'âge de la nourrice, « la nourrice ne doit être plus jeune que de vingt-cinq ans, ni plus vieille que trente-cinq, parce que l'espace qui est entre ces deux est l'âge de vigueur ». Au-dessus, la décrépitude commence, au-dessous, le corps croît encore parce qu'elle n'a pas le nourrissement ni le sang si parfaits. »

La santé est un point très important à considérer : « il faut que la nourrice soit de bonne habitude et bien saine, bien carrée de poitrine et d'épaule, ayant bonne et vive couleur, ni trop grasse ni trop maigre, la chair non mollasse mais ferme ». Elle ne doit pas être rousse (scrofule) mais brunette, « car les brunes sont de température plus chaude que les blanches ». La teigne, les dents gâtées, le tempérament goutteux ou lépreux doivent la faire rejeter. Elle doit être active, patiente, etc. Ambroise Paré a l'air de prendre au sérieux les imaginations des poètes et des bonnes gens qui croyaient que les qualités de l'âme se transmettent avec le lait, « ce qui est connu par expérience des petits chiens qui seront allaités d'une louve ou d'une lionne, lesquels seront plus furieux, hardis et mauvais. »

La nourrice doit être belle et convenablement vêtue, car « les petits enfants se délectent à voir choses belles et luisantes... pourquoi quand quelque femme vieille, laide et ridée porte un petit enfant dans ses bras, sitôt qu'il la voit, tressaute tout pleurant ».

Les qualités que doivent offrir les seins sont exposées avec beaucoup de netteté. Ainsi les mamelles doivent être « assez grosses et non lâches et pendantes, moyennes, entre dures et molles ». Quant aux mamelons : « Pareillement les bouts des mamelles ne doivent être cachés ni retirés au dedans, parce que l'enfant ne pourrait les sucer qu'à bien grand peine. Le lait doit venir facilement ; en effet, dans le cas contraire, l'enfant « la trouvant trop dure se fâche et ne veut téter et quelquefois en devient camus. Le lait doit être gras, opaque, ce qui indique que « la vertu lactifiante a pleine domination en la digestion du lait et par conséquent que le lait en est très bon. Or, pour le connaître, il faut tirer une goutte dessus l'ongle et s'il coule et s'épand, c'est signe qu'il est aqueux, non suffisant pour nourrir ». L'odeur doit en être « douce et suave » et quant au goût, « il doit être sucré ».

Dans ce temps où l'humorisme régnait en maître, on devait prêter et on prêtait en effet une importance énorme au régime de la nourrice : « Elle évitera toutes viandes qui échauffent le sang comme épicerie, pâtisseries, salures, moutarde, mets forts, et surtout aussi la colère et toutes choses qui brûlent le sang. »

D'autre part la nourrice non seulement devra toujours emmailloter convenablement et tenir propre l'enfant, mais veiller à la façon dont il est couché : « quand la nourrice couche l'enfant en son petit berceau, sa tête doit être non plus haute que le reste du corps, afin que par telle situation les superfluités du cerveau descendent plus aisément vers les parties basses ».

Les soins ne doivent point se borner là : « Il faut aussi que la nourrice ait égard à la situation de l'enfant, qu'il ait la lumière de ligne droite, autrement il serait louche. La raison est que notre œil est une substance de sa nature pellucide et lumineuse, dont advient que pour ce respect, il cherche toujours la lumière, abhorrant les ténèbres, comme chacune chose naturellement se délecte de son semblable et fuit son contraire. Par quoi si d'ordinaire l'enfant est tellement situé dans son berceau qu'il n'ait la lumière opposite directement à soi, il est contraint de la chercher à côté. »

Ambroise Paré, chose assez grave, approuve la bouillie ; « la bouillie est bonne aux petits enfants, à cause qu'ils ont besoin d'une nourriture humide, de grosseur conforme au lait, non de trop difficile digestion. » Mais peut-être n'était-ce qu'une transaction forcée avec les préjugés insurmontables des parents de son époque. Au moins il a le mérite de donner une assez bonne formule de cet aliment et de rappeler que « même Galien de Pergame veut que les enfants soient seulement nourris de lait tant que l'on connaîtra la nourrice en avoir suffisamment pour fournir de nourriture à l'enfant à mesure qu'il croîtra. » Il a soin aussi de rapporter « qu'il ne faut leur bailler aucune viande que premièrement leurs dents ne soient sorties car si plutôt on les sèvre, Avicenne dit que cela serait cause de plusieurs maladies, pour la mauvaise digestion et corruption qui s'ensuivrait, qui pourrait être cause de mort. » Il faut donc attendre deux ans pour sevrer l'enfant. Ajoutons qu'Ambroise Paré décrit une tétine dont il donne la figure pour protéger le mamelon contre les gerçures et les morsures de l'enfant.

DYSTOCIE

Ce qui suit appartient essentiellement à la dystocie.

Or, un grave cas de dystocie c'était pour les accoucheurs de cette époque la mort de l'enfant qui ne sait plus s'échapper ni s'accommoder pour sortir à la disposition des parties naturelles. Les symptômes décrits sont les mêmes que ceux que nous avons signalés dans le premier traité. Mais que l'enfant soit mort ou vivant, quand il y a dystocie voici comment il faut opérer : on mettra la femme dans la situation obstétricale, on lui lie comme nous l'avons déjà dit au premier traité les talons aux fesses avec une grande et large bande de toile, « laquelle passera premièrement par-dessus le col et au travers des épaules de ladite femme en manière de croix de S. André. » Les aides maintiendront les bras. La femme sera ainsi bien située et on se débarrassera de sa résistance. L'accoucheur n'a plus à craindre que ses cris, mais il est habitué aux plaintes des malades, car le chirurgien qui n'a pas encore le chloroforme à sa disposition a dû se cuirasser l'âme contre ce genre d'attendrissement.

Le chirurgien se rognera les ongles et ne gardera aucun anneau aux doigts pour ne pas léser les parties maternelles ni fœtales. Il introduira sa main « doucement et sans aucune violence dans la matrice. » Ambroise Paré ne parle plus comme Rœsslin et Rueff de la version céphalique, ne considérant la podalique que comme un pis aller ; il ne cite que cette dernière et voici le passage où il indique à l'accoucheur la conduite qu'il a à tenir : « Ce faisant (la main introduite) connaîtra en quelle situation et figure sera l'enfant et s'il est seul ou accompagné. Et posé le fait qu'il fût tourné selon nature, ayant la tête au couronnement, pour dûment l'extraire par art, faut doucement le repousser autrement et chercher les pieds et les tirer près le couronnement ; ce faisant tournera facilement l'enfant ; et alors qu'aura attiré ainsi les pieds, en faut tirer un hors et le lier au-dessus du talon en manière de lac courant avec un ruban semblable à ceux dont les femmes lient leurs cheveux ou autres semblables ; puis remettra ledit pied ainsi lié dans la matrice, ce fait cherchera l'autre pied, et l'ayant trouvé le tirera hors, et alors tirera le lien où l'autre pied était attaché. » Dans l'accouchement gémellaire manœuvrez avec précaution et gardez-vous de tirer au lieu des jambes d'un fœtus les mêmes jambes de deux. Il faut aussi remettre le pied lié dans la matrice pour qu'il ne bouche pas la voie ; ce pied lié il remontera jusqu'aux aines de ce membre inférieur, à la recherche de l'autre jambe. Ambroise Paré n'en laisse pas moins à l'initiative et à la bonne chance du chirurgien la recherche du premier pied. La traction lente et progressive est recommandée. Ambroise Paré déconseille absolument la traction sur le bras procident en cas de présentation du tronc, car jamais ainsi on n'arrivera à extraire l'enfant. Voici les sages conseils qu'il donne aux matrones :

« Mais s'il advenait (ce qui se fait plusieurs fois) que l'enfant eût les mains au couronnement ou jà hors les parties génitales, jamais on ne doit tendre ni essayer à l'extraction par icelles, vu qu'il viendrait la tête ployée avec les épaules. Ce faisant serait cause de faire grande lésion à la mère et à l'enfant s'il avait vie. J'ai été appelé quelquefois à extraire hors le corps de la mère l'enfant mort, que les matrones (soi-disant sages-femmes) s'étant efforcées de le tirer par un bras avaient été cause d'avoir fait gangrener et mortifier le dit bras et par conséquent de faire mourir l'enfant, de sorte qu'on ne le pouvait remettre dans la matrice, pour la grande tumeur tant des parties génitales de la femme que du bras de l'enfant, tellement que de nécessité le fallait amputer. » Quand l'enfant est mort on n'a plus beaucoup à se gêner avec lui. Les crochets et les embryotomes, espèce de couteaux à lames allongées, sont ici de mise. Il cite aussi le pied de griffon que l'on retrouve décrit dans la chirurgie de Dalechamp et que nous avons déjà étudié.

SUITES DE COUCHE

Ambroise Paré craint beaucoup les refroidissements pour les femmes en couche, car il redoute que le froid, en obstruant les orifices des cotylédons, n'empêche les vidanges de se répandre au dehors : Or comme on le sait c'était à la *rétention de ces vidanges qu'on rapportait la fièvre puerpérale*. Pour éviter ce malheur, « il faut qu'elle aie les cuisses l'une sur l'autre, et pareillement afin aussi que les parties distinctes se puissent mieux rejoindre. D'autre part on lui comprimera le ventre d'une bande assez large, pour prohiber que l'air froid n'entre en sa matrice, joint aussi qu'icelle ligature aidera beaucoup à exprimer le sang comme en icelle. »

Il ne faut pas non plus oublier que l'accouchée a besoin de nourriture pour réparer ses forces : mais combien il faut être prudent, car les aliments passent alors pour avoir une influence qui nous fait sourire actuellement. Cela fait, on donnera à l'accouchée un pressis de chapon, en un chaudeau où il y aura du safran et un peu de poudre de sucou une rôtie avec du bon Hippocras au moyen d'œuf avec du sucre candi, afin de restaurer les vertus et éviter les tranchées. Il faut bien se garder « de mettre cru sur cru et de charger l'estomac. »

Ambroise Paré conclut qu'il « la faut nourrir comme une personne qui aura de la fièvre : Il faut cependant faire une exception pour les femmes « faméliques ». A celles-là il faut donner des choses nourrissantes. L'huile d'amande douce calme la chaleur des intestins et sert de liniment à la matrice, « qui est insine des boyaux », agissant ainsi à peu près comme le cataplasme c'est-à-dire par action de voisinage. »

Il y a d'autres préceptes dont les uns se rapportent aux habitudes du temps, notamment celui d'accoucher, les portes et fenêtres bien closes, les autres sont de la pure superstition.

« On doit mettre subit que la femme est accouchée (principalement en temps d'hiver) l'arrière-faix sur son ventre et en été l'on prendra la peau d'un mouton noir, lequel sera écorché tout vif ou tout subit lui ayant coupé la gorge et sera appliquée toute chaude sur le ventre et sur les reins. Les fenêtres et portes de sa chambre et custodes de son lit seront closes et fermées et la laissera bien reposer sans bruit.

Et cinq ou six heures après que la peau de mouton y aura été mise, sera ôtée, puis lui faudra oindre le ventre de l'onguent qui s'en suit :

> ℞ sperma ceti, ℥
> Olei amyd. dulci hyperic. ana, ℥ j. h.
> Semi hirc., ℥ j.
> Olei myrt., ℥ ij.
> Ceræ rosæ quantum suff.
> Fiat urguentum ad usum.

Duquel en sera usé deux fois le jour.

On craignait déjà le transport du lait dans différentes parties du corps : Ambroise Paré donne une série de formules, dans lesquelles le lierre terrestre, l'eau distillée de pomme de pin non mûres, la ciguë pelée, les feuilles fraîches de courges, etc., jouent un grand rôle. » Elles étaient destinées à empêcher la montée du lait chez celles qui ne voulaient pas être nourrices.

Il est bon de se faire téter par une personne ou un petit chien. Au besoin on se servira d'une tétière, espèce d'instrument destiné à pomper artificiellement le lait des seins de la femme.

Les chapitres consacrés à l'avortement et à l'opération césarienne post mortem, ne différant pas beaucoup de ceux du premier traité d'accouchement, nous croyons ne devoir pas insister sur eux de peur de redites inutiles. Nous avons supprimé aussi les chapitres qui ont trait à la gynécologie proprement dite comme n'ayant pas de rapport avec notre sujet ; par contre nous croyons devoir analyser ce qu'il dit sur la *grossesse molaire*.

Certes l'étiologie véritable, la structure de la môle étaient totalement inconnues et le diagnostic bien incertain ; cependant les accoucheurs du temps d'Ambroise Paré avaient quelques notions positives et ils s'étaient livrés, au point de vue du traitement, à des tentatives intéressantes. Voici d'abord la définition forcément vague qu'en donne notre auteur.

« Mola donc de laquelle nous voulons ici parler est une fausse imprégnation d'une chair sans forme, de figure ronde et dure, contenue en la matrice, comme une masse rude, sans articulation de membres distingués, excitée d'une semence corrompue ou imbécille et d'un flux excessif de sang menstruel (et telle est la définition de la môle donnée par Hippocrate) laquelle n'est enveloppée d'un arrière-faix, mais seulement de sa susdite membrane, qui l'enveloppe de toutes parts. » Suivant Philonius dont il rapporte l'opinion, l'origine de la môle serait le produit de la semence de la femme sans semence mâle. Galien rejetait cette idée et soutenait que pour la mole comme pour le fœtus véritable l'action de la semence mâle était indispensable. Quant à Ambroise Paré, il croit, comme Fernel, que la cause de la môle est la grande quantité du sang menstruel qui étouffe, corrompt la semence mâle. « Et cette opinion est la plus raisonnable ; car cette môle ou masse de chair ne s'engendre en l'utérus à la façon des vers d'une simple chaleur et d'une humeur épaisse et visqueuse, mais en outre des semences de l'homme et de la femme par le moyen de l'esprit génératif. »

Ambroise Paré fait ressortir, ce qui est vrai pour les premiers temps de la grossesse molaire, que les symptômes offerts par celle-ci ressemblent beaucoup à ceux d'un état gravide normal. « On voit en une môle quasi tous les signes de femmes grosses d'enfant. » La *douleur* cependant est plus vive et le développement du ventre est plus rapide et plus considérable : « les signes du commencement de môle sont douleur poignante au ventre, comme de colique, le ventre s'enfle plus subit et plus fort que d'un enfant et sera plus dur. » Il croit aussi que les mamelles se flétrissent bientôt, « car Nature en vain y enverrait du lait, vu qu'il n'y a point d'enfant pour l'allaiter et le nourrir. *Il n'y a pas apparition des mouvements actifs*, et si la môle se meut elle ne le fait pas comme un enfant qui serait contenu dans le sein de sa mère. Ambroise Paré insiste aussi sur le *mauvais aspect* que présentent les femmes : « Davantage tout le corps de la femme devient mollasse et émacié, c'est-à-dire amaigri et sec, principalement les cuisses et les jambes lesquelles s'enflent vers le sein. » *Le gros volume* du ventre est soigneusement rappelé : « Aussi le ventre est fort enflé et semble que ce soit hydropysie, excepté qu'il est plus dur et ne rend point de son de tabourin lorsqu'on frappe dessus. Telle enflure de ventre provient de ce que le sang menstruel qui tombe dans l'utérus n'est pas employé en nourriture mais s'accumule ainsi peu à peu. » Le signe suivant ne vaut pas grand chose et est même basé sur une erreur qui a subsisté longtemps, il est vrai, la persistance assez fréquente des menstrues dans les premiers temps de la grossesse, mais qui montre *qu'Ambroise Paré connaissait les grandes hémorrhagies* qu'on voit parfois survenir dans la grossesse molaire : « Pareillement en la môle jamais les fleurs ne coulent, comme il se fait quelquefois à la femme grosse d'enfants, si ce n'est à d'aucunes, à qui advient grands vidanges, qui les allègent fort de la pesanteur de leur ventre. » *La môle n'était pas encore distinguée des polybes fibreux*, de là la phrase suivante qui aujourd'hui nous paraîtrait bien extraordinaire. « Aucune fois la môle est tant adhérente et attachée contre les parois de la matrice et aux orifices des vaisseaux (qu'ainsi par ci-devant nommés cotylédons) que jamais n'en peut être séparée. Partant la pauvre femme la porte quelquefois six ou sept ans et même toute sa vie. »

La femme de Guillaume Roger, maître potier d'étain demeurant rue Saint-Milon, âgée de cinquante ans et plus a porté une môle dix-sept ans environ. » Son mari à sa mort fit ouvrir le corps par Ambroise Paré, celui-ci trouva une matrice « de la grosseur de la tête d'un grand et puissant homme. Il l'enleva et l'ouvrit chez lui en présence de nombreux médecins et chirurgiens distingués de l'époque, « laquelle trouvâmes en sa substance et propre tunique, l'autre qui vient du péritoine étant au reste saine et entière toute scirrheuse et si extrêmement dure, qu'à bien grand peine le couteau, bien tranchant, qu'il ſût y pût entrer. Et était icelle matrice d'épaisseur de trois doigts et plus. Au milieu et capacité d'icelle, fut trouvé une chair semblable à une tétine de vache de grosseur de deux poings n'étant adhérente aux parois d'icelle, sinon qu'en certains endroits étant fort dense et grumeleuse : en la substance de laquelle étaient infiltrés des corps étranges comme adhérences cartilages et os. Et fut conclu de tous que le commencement de tel chair avait été une môle prenant nourrissement et accroissement comme des loupes qui adviennent en quelque partie de notre corps. » Un autre polype fibreux de la grosseur d'un œuf de poule venait s'insérer sur le col. » Ambroise Paré nous apprend du reste que cette femme ressentait les symptômes habituels à ce genre de tumeur tels que pesanteur et douleurs, dysurie intermittente, constipation habituelle, et d'hémorrhagies menstruelles. Avicennes connaissait les crises dans lesquelles la môle se fragmente et s'expulse en partie au dehors. Ambroise Paré rapporte ainsi son opinion : « Avicennes dit que la femme a des douleurs comme si elle voulait accoucher et jette une masse de chair sans forme. »

Les chirurgiens se trouvaient bien embarrassés en présence d'une môle. Ils recouraient d'abord aux substances dites abortives. Dès que la môle se décollera un peu, le chirurgien aidera la nature en introduisant le griffon. La prise manuelle est impossible, dit Ambroise Paré, « parce qu'il n'y a aucune prise, et lorsqu'on la veut prendre de la main tourne en la matrice comme si c'était une boule. » Voici maintenant ce qu'il faut faire. La femme ayant été délivrée « après l'extraction d'icelle la femme sera traitée ainsi que si elle était accouchée d'un enfant ».

A propos de la môle, Ambroise Paré cite quelques cas qui se rapportent certainement à la *grossesse extrautérine*. Notamment le fait d'Albucasis. « Or, il se peut faire que la môle et les enfants morts dans le ventre de la mère sortent d'eux-mêmes par pourriture, ce qui se peut prouver par Albucasis, chapitre VIIe, livre II, qui dit avoir eu une femme au ventre de laquelle il y avait un enfant mort et néanmoins ayant conçu et devenue grosse, l'enfant mourut pour la seconde fois. Or, longtemps après il lui advint un apostème (abcès) en l'ombilic et s'enfla jusqu'à ce que tout ouvert commença à jeter de la boue, dont il fut appelé pour y remédier et longtemps la traita et ne pouvait consolider ni raffermir l'ouverture, pource il mit sur le lieu quelque emplâtre fort attractif, dont à la fin sortit un os, de quoi il fut fort ébahi, vu qu'au ventre il n'y a nul os. Recherchant les eaux et pensant à part lui il trouva que c'étaient des os de l'enfant mort. La cause de la maladie étant ainsi connue au vrai et sachant le moyen qu'il y fallait remédier, il tira plusieurs os. La femme se portant mieux a vécu longtemps après, mais par l'ouverture sortait toujours quelque peu de boue.

CHAPITRE X

OPÉRATION CÉSARIENNE SUR LE VIVANT
(*Hysterotomotokie de Rousset*)

L'OPÉRATION CÉSARIENNE SUR LE VIVANT

Depuis longtemps déjà l'on connaissait l'opération césarienne qui se pratique sur le cadavre d'une femme enceinte venant récemment de succomber. Un décret impérial du IIe siècle de notre ère l'imposait d'ailleurs aux médecins. Pierre de la Cerlata avait même, comme nous l'avons vu, inventé non plus l'incision latérale mais la médiane, celle qui se fait le long de la ligne blanche de l'abdomen. Il en est tout autrement comme ancienneté de l'opération qui se pratique sur le vivant. Nous avons dit au premier chapitre de ce travail que le diacre Paul avait retiré heureusement du ventre d'une femme enceinte un fœtus vivant et que la mère survécut.

Mais il faut attendre de longs siècles pour voir relater un autre fait de ce genre. Gaspard Bauhin, dans la traduction qu'il a donnée du livre de Rousset, dit que Jacob Nufer de Siegerhausen opéra de cette façon sa propre femme en 1500 et cela avec un plein succès. Celle-ci était depuis longtemps en travail et treize matrones s'étaient escrimées en vain sur elles. Voici comment Bauhin décrit l'opération: « Abdominis vulnus infligit, verum primo ictu ita feliciter abdomen aperuit ut subito infans absque ulla læsione extractus fuerit. »

D'autre part Siébold rapporte dans son ouvrage que Paul Dirlewang en 1549 ouvrit le ventre d'une femme qui depuis quatre ans portait dans son sein un fœtus mort. Pendant le travail il s'était produit une violente douleur avec sensation de déchirure ; on aurait même entendu le bruit fait par celle-ci. Au bout de quelque temps il se produisit une fistule par où s'échappait continuellement un pus infect. Paul Dirlewang, Sixtus Wert, Max Cornosus se réunirent et on décida d'intervenir. Paul Dirlewang retira de la poche purulente un fœtus considérablement altéré ; la femme guérit et devint enceinte de nouveau. Elle succomba pendant le travail et on retira par l'opération césarienne faite sur son cadavre un enfant mort.

Tout le monde connaît aussi l'histoire du châtreur de porcs qui ouvrit le ventre à sa fille qui s'était laissé séduire et était devenue grosse, pour en arracher le fruit de sa faute ; la femme guérit (Rousset). D'ailleurs toutes ces tentatives étaient restées isolées et inconnues pour la plupart car on ne les a rappelées qu'après coup. C'est Rousset qui eut le mérite d'appeler l'attention des praticiens sur les avantages de l'opération césarienne pratiquée sur le vivant. Il l'appela enfantement césarien ou hysterotomotokie ; comme sous-titre il mit à son livre : « Extraction de l'enfant par l'incision latérale du ventre et matrice de la femme grosse. » Cet ouvrage est tout petit ; néanmoins il a fait plus de bruit que bien des volumineuses compilations. Il est vrai qu'il attira plus de désagréments que d'avantages à Rousset, à cause de l'ardeur et de la violence des controverses qu'il souleva. Mais l'auteur a été bien payé de sa peine, après sa mort car son nom est devenu impérissable. Du reste les discussions restèrent pendant longtemps surtout théoriques car l'idée soutenue par Rousset n'est entrée que très tardivement dans la pratique. Quoi qu'il en soit, voici l'analyse de son ouvrage.

Voici la définition que donne Rousset de l'opération césarienne. « Nous entendons proprement par l'enfantement césarien, une extraction dextrement faite de l'enfant par le côté de la mère, ne pouvant autrement accoucher que par suffisante incision tant de l'épigastre que du corps matrical, sans toutefois préjudicier à la vie de l'un et de l'autre (pourvu d'ailleurs que ne leur survienne mal) voire même sans que la mère laisse pour cela de porter enfant après. » Comme on le voit Rousset sépare nettement cette opération de celle qu'il avait bien des fois déjà pratiquée sur le cadavre. Rousset trouve que dans ce cas il n'y a point grand artifice en cela, et dit-il : « Je n'entends en toucher ici. » Cette opération dit-il est absolument nécessaire car « ou bien eux (les fœtus) et les mères mourront ensemble irrémédiablement. » Quant au profit, « il est double parce que lors l'enfant se tire tout vif, qui autrement fût mort prisonnier étouffé, et la mère non seulement n'en meurt pas comme elle eût fait (j'entends si elle est bien ouverte et à l'heure étant encore forte) mais aussi elle n'en vaudra pas moins que devant même à porter enfant. Que si elle est faible et abandonnée encore sera-t-elle en quelque espoir de réchapper, si après protestation faite elle est dextrement incisée. »

Voici les causes d'autre part qui empêchent la sortie du fœtus. Elles sont de deux sortes, « les unes de la part de l'enfant, les autres de la part de la mère. Quant à l'enfant comme s'il est énormément gros et grand ou accompagné d'un ou de plusieurs jumeaux s'entrenuisant à sortir ou d'une môle charneuse, ou qu'il soit difforme et monstrueux, ou si venant mal il ne se peut de soi ou par aide redresser et mieux conduire. Ou si pour être mort il ne s'aide plus à sortir comme il dort, ou s'il est déjà bouffi, qu'il ne puisse passer par le lieu naturel. » Chez la mère, Rousset incrimine l'étroitesse congénitale ou cicatricielle, les tumeurs, les inflammations du voisinage. » Rousset convient qu'il a besoin de faire recevoir l'opération césarienne sur le vivant dans la pratique où elle n'est pas encore usitée car ce sujet n'ayant (tel qu'il est proposé) onc été mis en lumière par aucun ancien ou moderne et n'étant encore à présent pratiqué sinon très rarement et par peu de barbiers ruraux et qui (plus est étant tenu pour faux et impossible par les médecins mêmes et les chirurgiens plus renommés en savoir et expérience, par lesquels il aurait dû être avancé), il est besoin pour le faire recevoir et tenir en crédit et usage d'y employer tous les moyens de persuader qui se peuvent trouver, qui sont trois : expérience, raison et suffisante autorité. »

Voici ce qu'il cite comme preuves :

Première histoire. — « N'a pas lontemps que j'ai suffisamment découvert par les récits de quelques anciens prudhommes, près Milly en Gatinois, que la femme d'un Godart demeurant lors au Mesnil aurait quelques ans auparavant enfanté par six fois en cette mode et jamais autrement toujours enfants vivants. L'opérateur fut Nicolas Guillet, barbier de Milly, après la mort duquel, par faute de secours acoustumé, elle mourut ne pouvant accoucher. »

Seconde histoire. — « J'ai su véritablement par maître Ambroise Le Noir chirurgien de Pithiviers, très expert, et par Gilles le Brun, qu'ils avaient ensemble tiré à plusieurs fois par le côté, trois enfants vivants à une pauvre femme près Menivelle en Bausse, vers laquelle me voulant transporter pour voir, su qu'elle était récemment morte de la peste. »

PROBATION SECONDE PAR RAISON

Dans ce chapitre Roussel décrit le manuel de l'opération césarienne.

« Après cette preuve par expériences historiales, vient la seconde par dispute : qui prend les raisons de la nature, ou substance du sujet examinée par ordre et méthode sur chacune des trois parties, qui seules se présentent à inciser avant de parvenir à l'enfant qu'on va chercher, lesquelles sont, 1° les muscles du ventre extérieur dit épigastre en grec, et abdomen en latin ;

2° Le péritoine : qui est la membrane ou taye dudit abdomen étant sous lesdits muscles;

3° Le corps uratrical. Quant à la vessie combien qu'elle gise entre le péritoine et la matrice, à l'endroit de sa situation naturelle :

toutefois elle ne se présente pas où on fait l'incision césarienne ; mais plus bas à l'hypogastre, et notamment en femmes prêtes à accoucher et chez lesquelles la matrice fort étendue la déprime ; principalement en leur travail, auquel temps elle est presque toujours vide, pour l'assiduelle envie de pisser qu'elles ont à cause de quoi elle tient alors encore moindre et plus basse place que n'est le bien de cette section.

DES MUSCLES DE L'EPIGASTRE

En premier lieu il apparaît qu'ils se peuvent sans danger de mort inciser ; et ne fût-ce que parce que Galien en la méthode montre la façon d'en recoudre la plaie par artificieuse gastroraphie.

Si en réplique sur l'amplitude de l'incision, y avoir danger par trop apparent, le même auteur montre assez que telle grandeur de plaie n'est pas dangereuse, commandant qu'on agrandisse lesdites plaies en tout l'abdomen, si elles semblent trop petites, pour réduire les intestins, ou l'omentum s'ils sont sortis, et si autrement ne se peuvent remettre. Et si nonobstant cela on fait encore instance, que ce n'est de même, vu qu'elle est ici de grandeur trop énorme, (considéré qu'il y faut faire passer un grand enfant vif sans le blesser, ou mort déjà tout bouffi avec ses secondines). Il y a réponse que la plaie (quoiqu'elle semble fort grande voire près d'un bon demi-pied, si tant en fallait couper) toutefois soudain après l'enfant tiré, elle se racourcit jusqu'à moins de quatre ou cinq doigts ; s'appetissant encore toujours de plus en plus, suivant la rétraction du ventre total rabaissé.

Mais quoi qu'il en soit, il semblera encore à quelqu'un y avoir danger en telle incision de muscles, pour la grande effusion de sang (qui toutefois y apparut fort petite aux opérateurs) ; mais il est à noter que fort peu de veines insignes se rencontrent en ces lieux, où l'ouverture de ces muscles se fait : car on n'approche point des veines mamillaires ascendantes, qui suivent les muscles droits, et lesquelles seuls en cette région icy semblent pouvoir faire grande hémorrhagie suspecte.

DU PÉRITOINE SECONDE PARTIE A INCISER

Quant au péritoine, les mêmes autorités de Galien avec celles de Celse et Æginete, écrivant de ladite gastroraphie, montrent assez qu'il se peut de même inciser sans mort, puisqu'ils enseignent la curation de celui-ci incisé.

Quant à l'amplitude aussi de la plaie, ils l'admettent assez curable ; puisqu'ils commandent de l'amplifier si elle est trop étroite pour y faire rentrer ce qui en est issu.

Mais outre cela les anciennes curations des grandes marques, faites par dilacération ou rupture de celui-ci (qui sont pires opérations quant au péritoine, que n'est notre incision) le montrent encore mieux ; de quoi parlent Celse et les autres ; pour lesquelles guérir, on incisait jadis ledit péritoine et les muscles qui le couvrent, voir avec perdition nouvelle de bonne partie de sa substance ; retranchant tout à l'entour encore plus largement qu'il n'était rompu, et coupant en haut et en bas, et aux côtés, sur les bords (tant qu'ils sont longs) de grands filets afin de rafraîchir la plaie, comme on fait en la rejonction des lèvres de ceux qu'on nomme bec de lièvre ; parce que ledit péritoine autrement ne se pourrait consolider sous la gastroraphie, qui était jadis une opération fréquente, et maintenant si peu ou point pratiquée, qu'il semble que ce soit un songe, nonobstant que de nouveau un maître, Florent Vallée, natif d'Orléans, et un Borlivet de Montargis, opérateurs courant pays, l'aient pratiquée en maints endroits heureusement.

DU CORPS MATRICAL, PREMIÈRE PARTIE A INCISER

Si on fait ici (comme auparavant) instance sur ce que la plaie ne peut être que bien grande et conséquemment périlleuse, y étant passé librement un tel corps, je dis (comme devant) conformément avec Galien, au lieu où il traite de la dissection de celle-ci, qu'elle se retire soudain après l'enfantement. Ce qu'elle fait encore plus que l'abdomen ; parce que l'enfant et la secondine étant retirés, elle n'a plus rien en soi qui l'engarde de s'approcher en elle-même de toutes ses parties : et c'est une cause suffisante qu'elle n'a que faire de coutures s'approchant côté à autre si à propos, qu'il semble qu'elle se consolide par première intention, avec quelque autre aide de telle chaleur naturelle, et humidité radicale, qu'elle communiquait à l'enfant : aidé aussi de la suave fomentation des parties prochaines et ce naturellement et mieux que par artifice, comme nous traitons en autre lieu, par forme de problème à l'académique.

POUR L'HEMORRHAGIE UTÉRINE, QU'ELLE N'EST PAS GRANDE

Il reste de répondre (comme devant) à l'hémorrhagie de cette partie, ayant manifestement une infinité de veines et artères. En quoi est premièrement à considérer, qu'au récit des chirurgiens il en sort peu de sang pendant l'opération, leur témoignage conforme à la raison, étant à présumer que l'enfant déjà grand doit en avoir consumé beaucoup sa nourriture, et qu'une grande quantité se divertit vers les mamelles pour y être changée en lait. Car ce n'est que de celui-ci qu'est fait le lait, et de celui-ci aussi que vivait l'enfant dans la matrice, étant tous deux faits du menstrual qui pour cette raison cesse presque toujours aussi bien aux nourrices (pour en faire du lait) comme il fait aux mères enceintes (pour servir d'aliment à l'embryon) leur étant pour cette fin baillé de nature aux âges aptes à porter, ou nourrir enfant, comme avant ces temps-là il n'est pas octroyé aux fillettes, et après celui-ci il est ôté aux vieilles.

Que si on m'allègue que nonobstant cela, encore ne peut-il être pourtant, et tant de vaisseaux qui y sont, qu'il n'en sorte sang à ruisseaux ; je réponds qu'ainsi soit (par hypothèse) aussi bien cela advient-il, et doit advenir aux accouchées naturellement, ou bien elles seraient en danger. Or est-ce un même sang aux unes comme aux autres, par quoi cette abondante hémorrhagie non seulement n'est pas dangereuse ici, pas plus que là ; mais au contraire, elle ôte le danger ; parce que ce sang n'est que le reste de la nourriture, et résidu de la provision de l'enfant retenu encore en la matrice où il ne peut plus que nuire à la mère, en retenant l'ancienne nature du menstrual, dont elle est accoutumée de se décharger de mois en mois, sous peine de danger. Or supposez encore le cas que tel sang fut bon et utile, voire à la mère même ; je réponds que la perte n'est pas une cause de mort, de l'avis même de Celse disant en la section vésicale, qu'il ne faut pas s'épouvanter chez les femmes de l'abondante perte de sang. Et toutefois, celui dont il parle à cet endroit et qui alors se perd des lieux sains et nets de la vessie (j'entends si elle n'est pas ulcérée comme cela arrive souvent) dont le col est incisé, est plus sain et nécessaire que celui de la matrice, partie de moins d'importance à l'individu que la vessie.

Ce n'est pas à dire que par cette large effusion de sang, la matrice soit mortellement débilitée, car ce sang n'y était pas envoyé pour elle, mais en faveur de l'enfant qui en est sorti. En conséquence quand la nature n'y envoie rien à un âge trop jeune ou trop vieil où elle ne permet d'avoir enfant (la dite matrice s'appetisse et se dessèche si fort qu'on l'appelle morte chez les vieilles, même en la Sainte Écriture).

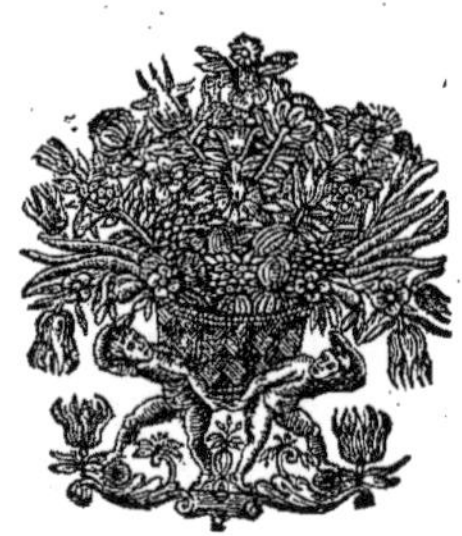

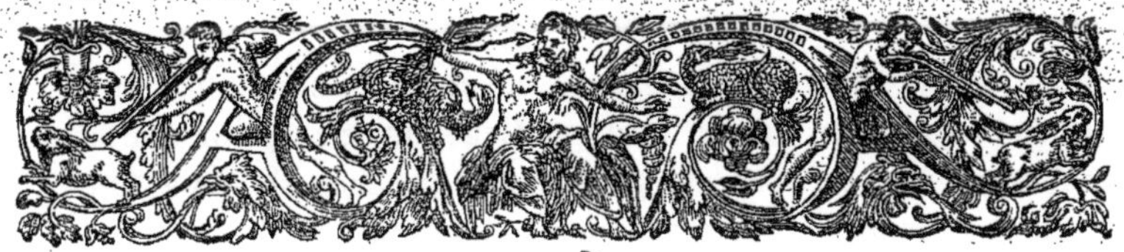

CONCLUSIONS

Quelles conclusions tirer du long exposé que nous venons de faire ? Il est assez difficile de prononcer un jugement absolument ferme, quand celui-ci doit porter sur une époque aussi vaste que le moyen âge et la Renaissance « en occident ». Cependant on peut affirmer que l'obstétrique, pendant toute cette longue période, a ressemblé singulièrement à ce qu'elle était durant l'antiquité gréco-romaine.

L'embryologie, presque entièrement conjecturale, était la reproduction à peu près intégrale de celle esquissée par Hippocrate et par Galien. Elle reposait sur des recherches entreprises avec plus ou moins de bonheur sur les animaux, principalement sur les ruminants. Ainsi a-t-on cru jusqu'à Aranzi à l'existence permanente de l'allantoïde. On admettait aussi que le placenta était d'origine utérine, et que la circulation fœtale était une simple dépendance de la circulation maternelle : cependant à partir du XIVe siècle on sait que le segment supérieur du fœtus se développe plus vite que le segment inférieur. Enfin les monstruosités fœtales sont assez bien connues, quoique fort mal classées et mêlées à des créations grotesques dues à la seule imagination. D'aileurs l'astrologie était invoquée par beaucoup d'auteurs pour expliquer la formation de l'enfant et ces erreurs s'amalgamaient plus ou moins intimement avec les hypothèses galéniques.

L'anatomie du bassin de la femme a été ébauchée surtout par Bérenger de Carpi et par Vésale, bien que Celse eût déjà montré que la symphise pubienne est chez elle plus écartée que chez l'homme. On n'attache pas encore d'importance au promontoire.

Les symptômes de la grossesse sont tous des phénomènes maternels, sauf les mouvements actifs du fœtus ; très mal décrits par l'école Salernitaine, ceux-ci sont mieux étudiés par Gordon, Valescus, Savonarola, Benevini, etc., mais surtout par Rhodion, Rueff et Ambroise Paré, qui leur consacre un paragraphe excellent quoique court. La grossesse finit quand le fœtus devenu vigoureux et n'ayant plus assez de nourriture dans l'utérus tend à s'en échapper. Les enfants, conformément à la théorie hippocratique, ne sont viables qu'au septième et au neuvième mois, au huitième ils sont du reste sous l'influence néfaste de Saturne.

L'accouchement consiste dans les efforts que fait le fœtus pour s'échapper. Les présentations sont multipliées outre mesure, mais il n'y en a qu'une de naturelle, celle de la tête. Cependant peu à peu on commence à moins craindre la présentation par les pieds. Le mécanisme de l'accouchement est complètement ignoré. En cas de dystocie on recourt surtout aux médicaments dits expulsifs ; mais à partir du XIVe siècle la *version céphalique par manœuvre interne* d'ailleurs fort mal réglée, les crochets, l'embryotomie commencent à être d'un usage plus courant. A la fin du XVIe siècle, Rousset vulgarise l'opération césarienne sur le vivant dont il indique le manuel opératoire. Du reste, contrairement à ce qui a lieu dans les XIe, XIIe et XIIIe siècles, dans les siècles suivants on se décide au besoin à tirer le fœtus par les pieds si on ne peut pas amener la tête première.

Tous les auteurs font ressortir les dangers de la *rétention du placenta* qui cause des hémorrhagies, suffoque le cœur, etc., mais ce n'est qu'assez tard que les remèdes dits expulsifs cèdent peu à peu la place à l'intervention manuelle, et encore au XVIe siècle la victoire de celle-ci était loin d'être complète.

On peut d'autre part résumer cette thèse de la façon suivante :

1° En Occident jusqu'à Constantin l'Africain l'obstétrique n'a fait que décliner.

2° A partir de Constantin les anciens, mais surtout les Arabes commencent à être en honneur, mais les livres de l'école de Salerne sont encore très incomplets, beaucoup trop brefs et l'intervention manuelle cède le pas aux médicaments dits expulsifs.

3° Gordon, Valescus, Bertrucci, Guy de Chauliac étudient mieux la dystocie et les passages où ils parlent de l'obstétrique sont à la fois plus savants et plus pratiques. L'intervention manuelle reprend son ancienne importance.

4° La Renaissance a fait refleurir l'obstétrique qui accomplit d'énormes progrès. Ambroise Paré vulgarise la version céphalique et Rousset l'opération césarienne sur le vivant ; grâce à ces deux hommes, la France tient le premier rang dans cette branche de la médecine. Cependant les médecins allemands Rhodion et Rueff ont rendu aussi des services en rendant plus accessibles les connaissances des anciens.

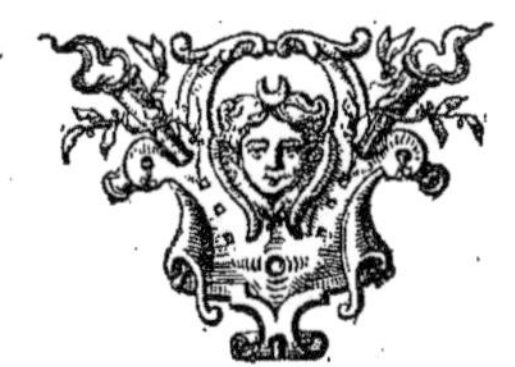

TABLE DES MATIÈRES

DIJON. — IMPRIMERIE DARANTIERE, RUE CHABOT-CHARNY, 65

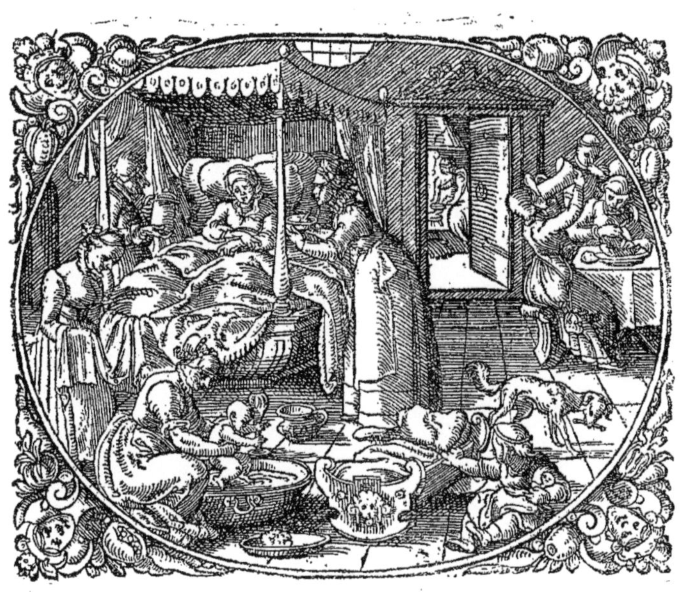

www.ingramcontent.com/pod-product-compliance
Ingram Content Group UK Ltd.
Pitfield, Milton Keynes, MK11 3LW, UK
UKHW020207250726
13967UKWH00003B/1315

9 782012 857513